しつこい疲れを引き起こす

副腎疲労は自分で治す！

本間良子／本間龍介

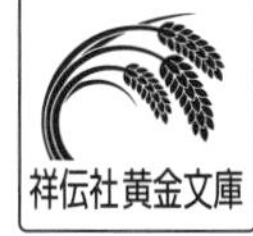

確認してみよう！

副腎疲労の症状　5つの自己チェック

まずは、次の5つの質問に答えて自分の状態を確認してみましょう。1つでも該当するなら、あなたは副腎疲労の可能性大。きちんとしたケアが必要です。本書を参考にしてセルフケアのノウハウを覚え、生活習慣を変えることを強くおすすめします。

- [ ] チェック1　朝起きるのがつらい。
- [ ] チェック2　寝ても疲れがとれない。
- [ ] チェック3　塩辛いものや甘いものが欲しくなる。
- [ ] チェック4　コーヒーがないと困る。
- [ ] チェック5　記憶力と集中力が低下している。

はじめに

そのしつこい疲労感は副腎疲労のせいかもしれない！

スクエアクリニック院長　本間良子

「副腎疲労」という言葉を聞いて、ピンとくる方は、まずいらっしゃらないでしょう。それは当然のことで、日本の医療界にあっても、副腎疲労はほとんど知られていないのです。英語では「アドレナル・ファティーグ」（Adrenal Fatigue）と呼ばれていますが、すでに医療先進国のアメリカでは、万病の元として広く知られていて、あらゆる病を改善するために、最初にその診断がされ、治療が施される基礎的な症状とされています。

私たちのクリニックには、朝を迎えてもベッドから起き上がれないほどの疲労感に悩まれている、大変多くの患者さんたちが、家族の方に抱きかかえられるようにして毎日来院されています。その中には、複数の病院で診察を受けた結果、「心の病」と診断されて、心療内科や精神科に足を運ばれていた方も少なくありません。

不運なことに、副腎疲労の患者さんの多くは、この症状がほとんど知られていないために、日常生活が困難になるほどの強い慢性的疲労感を患っているにもかかわらず、家族や周囲の人から「怠け者」扱いを受けたり、病状のひとつが「うつ症状」に近いことから、安易にうつ病の診断を下されてしまうのです。

私たちが、日本で最初となる「副腎疲労外来」を開いたきっかけは、クリニックの副院長である夫の龍介自身が重度の副腎疲労を患い、患者と介護者として、夫婦ともども苦しんだことでした。詳しくは巻末の体験記をお読みいただくこととして、当時最もつらかったのは、この症状に関する情報が何もなかったことです。

思い起こせば、夫の症状は私たちが知り合った学生時代から表面化していたのです。しかし、それが副腎疲労によるものだと気づかぬまま、医師として働きはじめた頃には、朝目覚めても寝床から起き上がることができないようになり、やがて休職を余儀なくされ、入院することになりました。

あらゆる検査結果も、数値はすべて正常値でしたので、精神的な問題とされて、すぐに

「うつ病」と診断されました。抗うつ剤を処方され、毎日薬を飲み続けても症状はよくなるどころか、ますます悪くなっていきました。

そんな夫を尻目に、私は大きな不安に苛(さいな)まれながら、医学書や論文、インターネット検索などで情報を漁りましたが、なかなか解決の糸口が見つかりませんでした。

しかしある日、英語サイトを検索していて、ふと手が止まりました。そこには、『Adrenal Fatigue』という言葉とともに、こう呼びかけられていたのです。

「あなたはいま、朝起きられないほどの、原因不明の疲労感に困っていませんか？」

その語り手であるアメリカ人医師、ジェームズ・L・ウィルソン博士との出会いによって、私たちは救われることとなります。

本書の中で詳しく述べていきますが、この症状は「副腎」と呼ばれる臓器が「疲労」してしまうことで、あらゆるストレスに対抗する「コルチゾール」というホルモンがうまく分泌されないことが原因で起こります。つまり、副腎を上手にケアしてあげれば、治る症状なのです。ポイントは、ずばり生活習慣の改善にあります！　本書では、副腎を癒(いや)して健康になる方法を詳しくご紹介します。私たち自身も実践した副腎ケアメソッドが、みなさんのお役に立てればうれしく思います。

いつ収束するかわからないコロナのストレスで、副腎疲労になる方、在宅勤務で食生活が変わり（パン、パスタ、ラーメンの増加）腸の炎症で副腎疲労に、という人たちが増えています。

米国ではLong COVIDと呼ばれるコロナ後の後遺症にも、副腎疲労が関与していると言われています。

副腎疲労に関する正しい知識とケアメソッドを、ぜひこの一冊で身につけてください。

目次

第2章

副腎疲労は腸から治す——73

第3章 今すぐ改善！ 実は副腎を傷めているNG習慣を見直そう！

［NG習慣］

第4章

今日からはじめる副腎ケアに効く14の習慣

［副腎ケア習慣］

第5章

名医がズバリ回答！副腎疲労のお悩みQ＆A

本文デザイン　フロッグキングスタジオ
本文図版　J-ART

第１章

日本では
あまり知られていない
副腎疲労とその症状

いま、こんな症状に悩んでいませんか？

1. 朝がつらくて、起きられない。午前10時頃まで目覚めないこともある。
2. 睡眠時間は十分なのに、疲れがとれない。倦怠感があり、生活するだけで疲れる。
3. 塩辛いもの、甘いものが無性に食べたい。カフェインを摂らないと仕事もできない。
4. 午後3～4時頃の間はぼんやりするが、夜になるとなぜか元気になる。
5. 病気やケガが治りにくい。精神的トラウマからもなかなか立ち直れない。

さらに詳しい副腎疲労の自己テストは、こちらのサイトでおこなえます。
http://adrenalfatigue.jp/

⑥ 立ち上がるときに、頭がクラクラする。視界が真っ白になってしまうこともある。

⑦ いつも虚無感を感じながら生きている。うつ症状があるが、抗うつ剤が効かない。

⑧ 気力も体力も衰えていて、仕事がはかどらない。集中力も低下気味である。

⑨ 思考力がうまく働かず、頭がボーッとする。記憶もあやふやになりがちである。

⑩ 性欲を感じない。パートナーがいても、セックスしたいとは思えない。

⑪ 生理前に、頭痛や下腹部の痛み、手足のむくみ、不安感、イライラ感などがある。

ひとつでも該当している方は、副腎疲労の可能性があります。残念ながら、いまの日本では、いかなる検査も副腎疲労に対応していません。これから、詳しく解説しますので、ご自身の体調に鑑みながら、読み進めてみてください。

その不調は副腎に原因があった？

　これからお話しする「副腎疲労」とは、文字通り「副腎」という臓器を使い過ぎて、その機能を正常に果たせなくなるほど「疲労」させてしまうことで、強くしつこい全身の疲労感をはじめ、うつ病のような諸症状や不眠症など、さまざまな症状を患ってしまう副腎疲労症候群のことをいいます。のちほど、副腎そのものについて詳しく解説しますが、その大切な機能として、あらゆるストレスに対抗して、人体への悪影響を抑えるように働く「コルチゾール」などのホルモンを分泌する作用が挙げられます。

　つまり、戦う相手である**ストレス要素が多過ぎれば、コルチゾールを浪費して、副腎は働きっぱなし**となって疲れてしまい、当然の結果として機能が低下します。

　激しい運動をし過ぎると、筋肉が疲労してしまい、思うように力が入らなくなるのと同じことで、副腎も疲れてしまえば、ストレスに対抗するパワーを発揮できず、ストレスに負けてしまいますので、体への悪影響を抑え込むことができずに、いろいろなつらい症状が出てしまうのです。

ストレスというと、人間関係のもつれや仕事上の悩みなどから起こる、精神的な原因によるストレスを思い浮かべがちですが、ストレスには、ほかにもいろいろなものがあります。

たとえば、気温の暑さや寒さ、「うるさい」と感じる騒音などの環境的なもの、大気汚染によって空気中に漂うPM2・5などの毒物や食品に含まれる添加物、重金属などの化学的なもの、さらに、すでに罹患(りかん)している持病や感染症なども、すべてストレスとなります。

副腎を健康な状態に保つためには、私たちの生活環境をとり巻く、さまざまなストレス源をなるべく減らし、さらに副腎をケアする生活習慣を心がければよいわけですが、ここで知っておかなければならないことは、**副腎の能力には個人差がある**ということです。

考えてみれば、至極当たり前のことなのですが、足が速い人と遅い人、筋力が強い人と弱い人などがいるのと同じように、**副腎が強い人もいれば弱い人もいるというポテンシャルの差**というものがあります。

つまり、同じストレス量を与えたとしても、まったくこたえない人もいれば、朝目覚めても起き上がることができないほどの症状が出てしまう人もいるのです。

ここで、左の図をご覧ください。

私たちの病院では、よくシーソーを例にして、患者さんに副腎疲労の説明をします。ストレス源には、さまざまなものがあるとお話ししましたが、**どのストレスも人間の体に炎症を起こす**ことで、健康に悪いダメージを与えようとします。

たとえば「嫌な上司がいるから、明日会社に行くのは嫌だな……」と感じる精神的なストレスも、先ほど挙げたような環境的、化学的なストレスも、同じように体内に炎症を起こすことで、悪影響を及ぼすのです。

つまり、すべてのストレスが体に起こそうとする炎症を、十分に抑え込むことができる

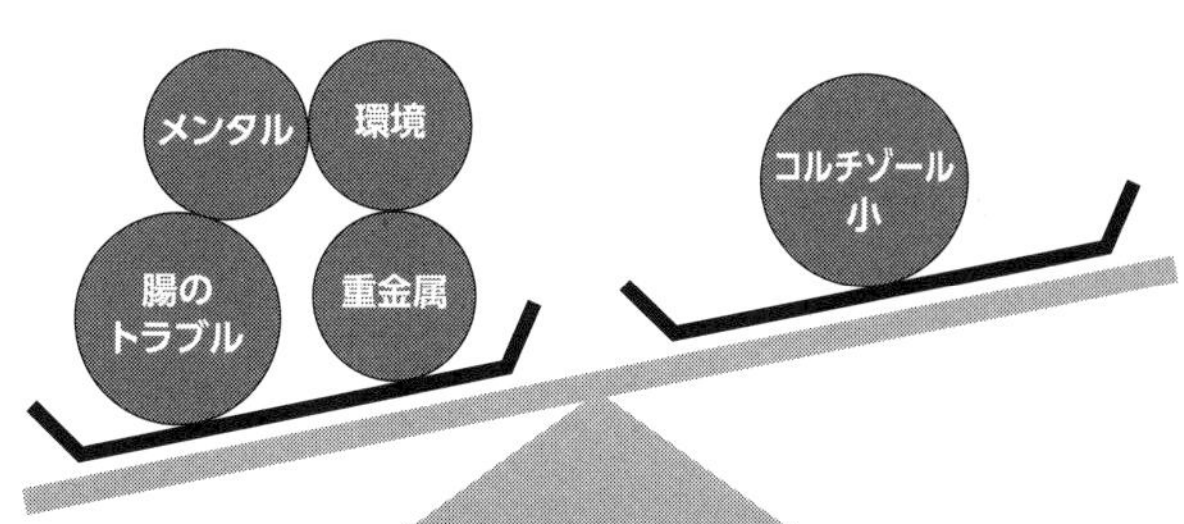

炎症がコルチゾールよりも多くなると、さまざまな体調の不良があらわれる。

だけのコルチゾール量を、私たちの副腎が分泌できれば、健康は維持できます。

逆に、ストレスによる炎症が多過ぎたり、分泌できるコルチゾール量が少な過ぎたりして、このシーソーが傾いて、均衡が崩れてしまうと、私たちの体はストレスに負けてしまい、体内の炎症を抑えることができず、さまざまな悪い症状があらわれて、病気になってしまうのです。

副腎疲労が引き起こす不調は、実にさまざまですが、**最も顕著なものは「慢性的な疲労感」**です。

「朝起きるのがつらく、目覚めても体の疲れがとれていない」

というのは、私たちの病院を訪れる副腎疲労の患者さんが、ほぼ共通しておっしゃる症状で、かつては夫の龍介もこの症状に苦しめられました。


本書の冒頭でもお話ししましたが、いまの日本においては、副腎疲労はまだほとんど知られていません。**お医者さんでも、ほぼ9割の先生が知らない**のですから、一般のみなさんがご存じないのは、仕方のないことです。


この原因不明のしつこい疲労感は、はじめのうちこそ、家族や会社の同僚の人などに心配してもらえますが、会社や家事を休んで、毎日四六時中寝ていても、

「疲れがとれない……」

というあなたを、やがて周囲の人々は「怠け者」「根性なし」「精神的に弱い人」などと呼ぶようになってしまいます。

あなた自身も、徐々に自分を卑下(ひげ)していくようになってしまいます。

病院に行って検査をしても、結果の数値は問題がなく、原因がわからない、精神的なものと判断されて心療内科や精神科を紹介され、その結果十中八九うつ病と診断されてしまうのです。

副腎疲労には「うつ症状」はありますが、「うつ病」ではありませんので、抗うつ剤を飲み続けても治ることはありませんし、さらに悪化の一途をたどりがちです。

つまり、副腎疲労の患者さんを救うためには、その治療はもちろんのこと、一日も早く、多くのみなさんにこの症状の存在を知っていただくことがとても大切です。

私たちが日々の診療のほか、全国のお医者さんにお集まりいただいてセミナーを開いたり、このように本にして、読んでいただくのも、多くの方にこの症状の存在を知っていただき、楽になってもらいたいからです。副腎疲労が広く認知されて、

「ああ、副腎疲労ですね」

という診断をいち早く受けることができる社会になれば、ストレス社会の犠牲になる人は、ずっと少なくなるでしょう。

ホルモン分泌を司(つかさど)る副腎ってどんな臓器？

副腎疲労について知っていただくために、まず聞きなれない副腎という臓器について、説明します。副腎というと、腎臓の一部などと勘違いされやすいのですが、腎臓とはまったく関係のない、独立した臓器です。機能による器官の分類の上でも、副腎はホルモンを分泌する内分泌器、腎臓は老廃物等を尿にすることで排出する泌尿器ですから、**副腎を腎臓の仲間のように考えるのは誤り**です。ふたつある腎臓のそれぞれの上に、ちょこんと存在する小さな脂肪の塊のような臓器で、解剖の際でも、

「何か、ちょっとくっついてるかな？」

と思ってしまうほど存在感がなく、昔は不要な臓器といわれていた時期もあります。

しかし、それは大きな間違いで、コルチゾールをはじめとした、生命を維持するために必要不可欠なホルモンを50種類以上も分泌する、大変重要な臓器です。

大きく分けて、副腎は2層構造になっていて、外側は副腎皮質、内側は副腎髄質と呼ば

副腎ってどんな臓器？

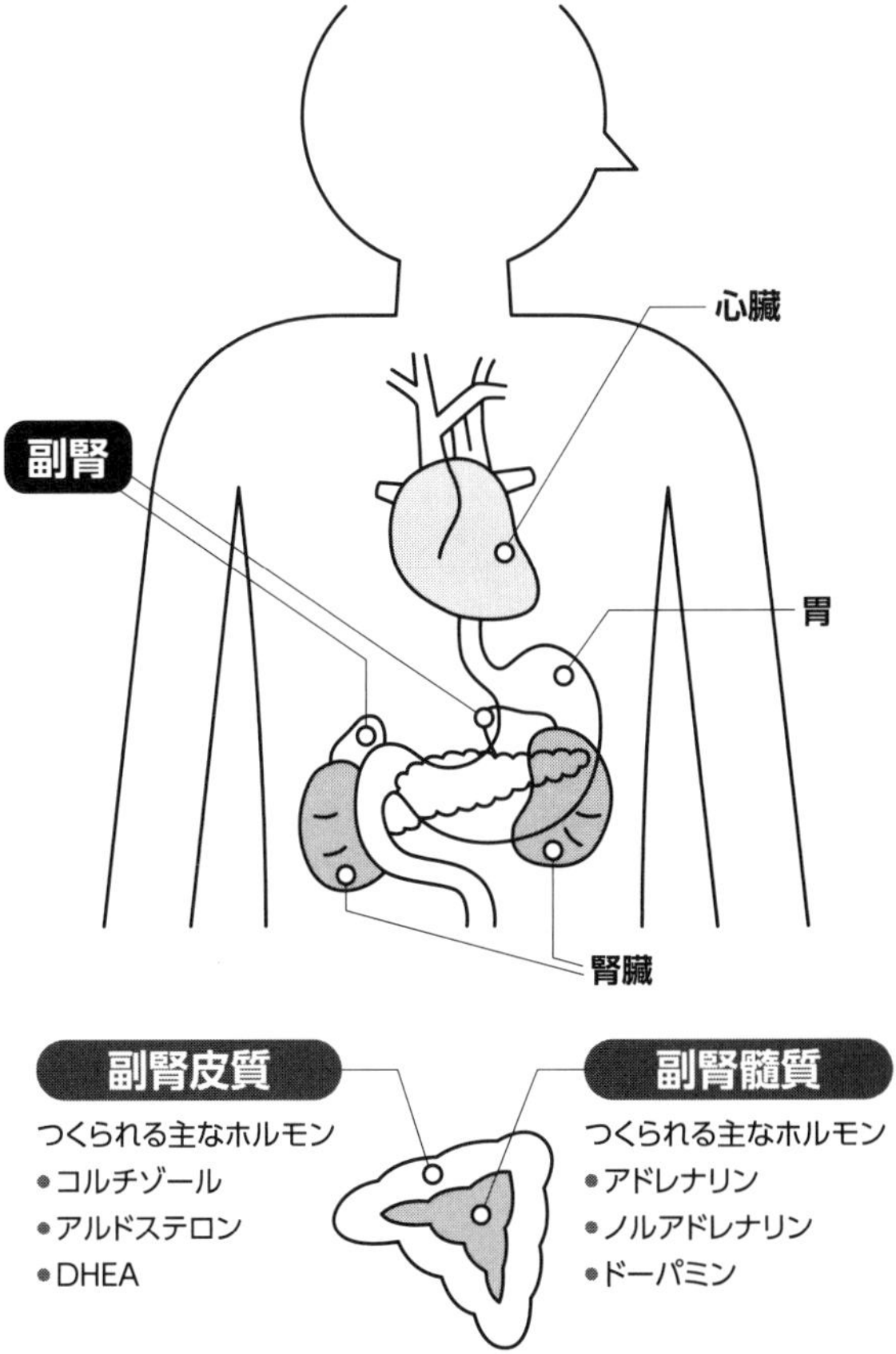

心臓

副腎

胃

腎臓

副腎皮質

つくられる主なホルモン
- コルチゾール
- アルドステロン
- DHEA

副腎髄質

つくられる主なホルモン
- アドレナリン
- ノルアドレナリン
- ドーパミン

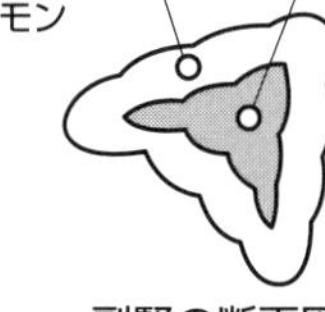

副腎の断面図

れています。副腎皮質からはコルチゾールのほか、アルドステロン、DHEAなど、副腎髄質からはアドレナリン、ノルアドレナリン、ドーパミンなどのホルモンを分泌します。

副腎から分泌されるホルモンは、主にストレスに対処する働きをもつものが多いのですが、ここで大切なのは、「ストレスは、どこで感じるか?」という問題です。

多くの人は「心でストレスを感じる」と考えがちなのですが、これは誤りで**人間は脳でストレスを感じる**のです。すでにお伝えした通り、ストレスには、精神的なもの、肉体的なもの、環境的なものなどがありますが、いかなるものも**脳にとってはすべて同じストレス**として、認識されます。

脳がストレスをキャッチすると、脳から副腎に「ストレスに対応しなさい!」という指令が伝達され、副腎はそのストレスに対抗する力として、ホルモンを分泌します。

ストレスを心の問題として、誤って認識してしまうと、「ゆっくり休めば治る」という結論になってしまいますが、ストレスの問題は副腎の対応力が問われる、肉体的なものですので、この点を正しく理解することで、**「副腎をケアする」というわかりやすい目標ができて、ポジティブになれます。**

つまり、副腎という臓器に注目することによって、いままで周囲から「心に問題がある」「精神的に弱い」など、その人のキャラクターや素質の問題にすり替えられてしまっていた苦しい状況から、割と簡単に脱出することができます。

精神ではなく肉体の問題ですから、きちんとケアすれば、すぐに効果を実感できるようになるでしょう。

健康診断ではわからない！　副腎が分泌するホルモンの働き

もうひとつ、この臓器の特徴としていえるのは、静かであるということです。

副腎はすい臓と同じく、異変があっても**自覚症状があらわれにくい「無言の臓器」**であり、それが災いして、臨床の上でも最近まで気づかれることなく、日本の医学界においても放置されているに等しい状況でした。

また副腎疲労を患っていても、健康診断の血液検査では、ホルモン値は正常として判定されます。つまり、日本国内の検査は、副腎疲労には対応していないということです。

副腎が内分泌器に分類される臓器であることは、すでに述べました。内分泌は腺から直接血中に出て全身に分泌され、さまざまな器官や細胞で必要な作用を起こします。これに対して外分泌は導管という管から分泌され、体外や消化管内に分泌されます。内分泌が体内でおこなわれるものであるのに対して、体外に分泌される汗などの外分泌と区別するために、そう呼ばれています。

副腎が分泌する主なホルモンについては、さきほど副腎皮質からはコルチゾールのほか、アルドステロン、ＤＨＥＡなど、副腎髄質からはアドレナリン、ノルアドレナリン、ドーパミンなどがあると紹介しました。

これらのホルモンの働きについて、簡単に触れておきましょう。

まずは、副腎皮質が分泌するホルモンで、この本の主役となるコルチゾールです。

コルチゾールは、あらゆるストレスに遭遇するたびに分泌、血液の中に放出されて、瞬時に全身へと運ばれます。

大小を問わず、受けたストレスによる炎症を抑えるために、その火消し役として、血糖値や血圧などをコントロールし、また、免疫機能や神経系なども一瞬のうちに調整することで、**ストレスによる体へのダメージを防ぐ**役割をしています。このコルチゾールの働きに関しては、このあとも詳しく解説していきます。

続いてアルドステロンは、マグネシウム、ナトリウム、カリウムなど体に必要なミネラルの濃度、細胞や細胞間にある組織液、血液などの体液量をコントロールすることで、脱水症状を起こすのを防ぐなどの働きを果たします。

DHEAは、「ホルモンの母」とも呼ばれていて、若返りのホルモンとして、最近はメディアでもよく紹介されているので、ご存じの方も多いと思います。

ＤＨＥＡは、男性ホルモン、女性ホルモンと呼ばれる性ホルモンを生み出すもので、副腎から分泌されると、血流にのって運ばれ、細胞に作用します。男女の性別に関係なく、男性ホルモンであるテストステロンと、さらに女性ホルモンであるエストロゲンにも変化します。

性ホルモンというと、性腺だけでつくられるものと考えがちですが、実は**副腎が第2の生産地**なのです。

さらに、男性は精巣で男性ホルモンを、女性は卵巣で女性ホルモンを生産しますが、副腎から分泌されるＤＨＥＡは、どちらのホルモンにも変化しますので、**副腎は男性にとっては女性ホルモン、女性にとっては男性ホルモンの唯一の生産地**となります。

つまり、副腎が疲労して機能が低下すると、男性は女性ホルモン、女性は男性ホルモンを生産されにくくなってしまうのです。

続いて、副腎の内部にある副腎髄質から分泌されるホルモンです。

まずは、最も知名度の高いホルモンであるアドレナリンです。

「アドレナリンが出た！」

と興奮をいい表すジョークとして口にされることもあるように、アドレナリンは興奮時に血圧を上昇させるホルモンで、別名「戦うホルモン」ともいわれます。

英語では副腎のことをアドレナル・グランドといいますが、その意味は「アドレナリンの分泌腺」ということです。

次にアドレナリンの反応段階の前に位置する物質であるノルアドレナリンは、急激なストレスをキャッチしたときに分泌するホルモンで、激しい運動などの肉体の酷使、もしくは激昂時など激しい感情を起こしたときに放出されます。

命の危険を感じた瞬間など、危機的状況に陥ると、アドレナリンとノルアドレナリンは協力して働いて、心臓が収縮する力をアップさせるとともに、心拍数を増加させ、さらに筋肉や気管支を拡張、血管を収縮させることで、いわゆる**「火事場の馬鹿力」のようなパワー**を発揮します。

3つ目は、こちらも有名なホルモンであるドーパミンです。

「幸せホルモン」ともいわれ、快感を与える効果があることは否定しませんが、この呼び方は必ずしも適切ではありません。

確かにドーパミンが分泌されると、多幸感を得られるだけでなく、勉強や作業などに意欲的にもなれますし、運動機能を調節する機能もありますが、それは適量の場合であって、たくさん放出すればいいわけではありません。

ホルモンの分泌量は多くても少なくてもダメ！

ほかのホルモンも同じですが、ホルモン分泌には、個々人それぞれに適量とする値があり、それより多過ぎても少な過ぎても問題を起こします。

ここでいう**適量とは、絶対値ではなく、相対的なもの**です。

たとえば、健康診断の血圧測定でいえば、健康な人の基準値は「上の血圧は120㎜Hg未満、下の血圧は80㎜Hg未満」という具体的な数値が示されていますが、副腎疲労か否かを診断する際のホルモン検査については、ひとりひとりの患者さんの状態をみて、どのぐらい分泌されれば適量なのか、体調の良し悪しなどを観察、比較することで、相対的に割り出すしかないのです。

ドーパミンを例に挙げれば、**分泌が多過ぎればイライラ**したり、不眠になったりするだけでなく、ときには激しい動悸や発汗、強烈な不安感やめまいに襲われる「パニック発作」や、足先などの体の末端が痛んだり、不快感に苛まれる「むずむず脚症候群」を引き起こしてしまいます。

逆に、**分泌が足りないと依存症の原因**ともなります。

適量とする値よりもドーパミンが少ないと、アルコールやギャンブル、買いものやインターネットなど、依存性の高い趣味に没頭することで、一時的にドーパミンの分泌量を急上昇させようとします。ドメスティック・バイオレンスなども同じで、暴力を振るうことでドーパミンを放出するのですが、適量値になった瞬間に「いい人」に様変わりして、やさしくなって謝ったりするのは、このホルモンの影響です。

ドーパミンの分泌量が足りないという根本原因はそのままですので、一時的な趣味や暴力でドーパミンの分泌量を上げられたとしても、すぐに下がってしまうので、また上げようとして……ということをくり返してしまうのが、依存症の正体です。

コルチゾールの分泌量は1日サイクルで変動する

本書の主役であるコルチゾールには、ほかのホルモンと同様に適切な分泌量があり、さらにもうひとつ、1日の中で分泌する量が変動する「日内変動」という性質があるということも知っておきましょう。

コルチゾールは体内で一定の量に保たれているわけではなく、**24時間の中でリズムをも**

コルチゾールの日内変動

＊このグラフは、およその傾向をあらわした一例で、コルチゾールの日内変動には個人差がある。

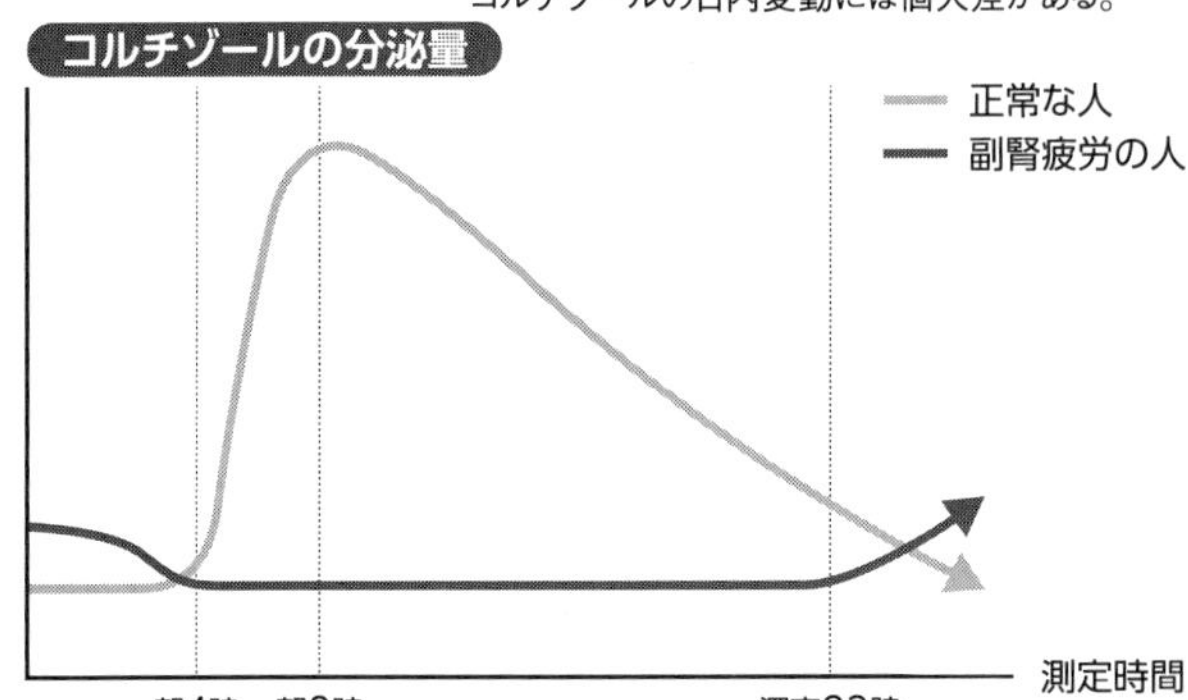

って**分泌**されます。副腎が正常な人の場合は、分泌量が朝４〜６時ぐらいから多くなり、８時ぐらいにピークがきて、そのあとはゆるやかに少なくなっていきます。朝は、睡眠から目覚めて、コルチゾールをたくさん必要とする時間帯です。なぜかというと、朝の時間帯は、血圧が高くなったり、多くの活動的になるホルモンが分泌されたり、さまざまな神経伝達物質が放出されるタイミングが重なって、生理的に処理すべきことが多いので、多くのコルチゾールが必要となるのです。

しかし、すでに副腎疲労を患っていて、副

腎からコルチゾールを分泌する力がほとんどない人は、上の図のように、ずっと横ばいで分泌量が少ない状態が続きます。つまり、相対的にみると、正常の人がピークを迎える、朝の時間帯に最も差が大きく開いてしまうので、目覚めても起き上がれないような、激しい疲労感に苛(さいな)まれてしまうのです。

夜は逆に、元気な人にとっては、もともとコルチゾールの分泌が少なくなる時間帯なので、副腎疲労で分泌が少ない人も、副腎が正常な人とあまり差がない状態になります。副腎でやるべき仕事がそもそもない時間帯なので、副腎疲労の人にとっては少ないコルチゾールでも体が動くように感じるのです。

それどころか、元気な人は分泌が収束していき、やがて睡眠に導かれますが、副腎疲労の人は、朝から夜になるまで、あまりコルチゾールが分泌できないことで、副腎がやや休まる結果、コルチゾールの分泌量が逆転して、23時過ぎ頃から元気になり、深夜2〜3時頃に活動のパフォーマンスが上がってしまいます。

しかし、副腎が元気な人の昼間の状態のようには、パフォーマンスが高いわけではないので、深夜に活動をしてもクオリティの高い作業ができるというわけではなく、せいぜいスマホをいじるか、インターネット・サーフィンをするかという程度です。

正常な人は、この時間帯をコルチゾールのストック・タイムとして、副腎を休ませますが、**副腎疲労の人は深夜に副腎を使ってしまう**ので、翌朝になるとストックがなくて、また起きられない……という、**負のスパイラルに陥ってしまう**のです。

コルチゾールの過剰分泌が副腎疲労を引き起こす！

副腎のコルチゾールを分泌する能力には、個人差があるということは、すでにお話ししました。つまり、同じ量のコルチゾールを分泌していても、人によって、正常なのか、出過ぎなのか、足りないのかは、個々人の状態により、評価は変わってきます。

たとえば、3人の方のホルモン検査を実施したところ、コルチゾール分泌量の数値が、全員8であったとします。Aさんは、もともとコルチゾールの適量値が8だったので、何も問題はありませんでした。

しかし、Bさんの適量値は12だったため、8では4不足していて、副腎は疲労して、機能が低下していると診断します。おそらく原因は、過去に適量を超えたコルチゾール量を分泌し続けた時期があって、その結果、副腎疲労になってしまったと考えられます。

一方、Cさんの適量値は4でしたので、8では明らかに分泌し過ぎとなります。つまり、ストレス源が多過ぎて、それに対抗するコルチゾールの分泌が過剰になっており、この状態が続くと、やがて副腎疲労を患う可能性が高いといえます。

このように個人差があることを理解し、自分の**コルチゾール分泌量が適量かどうかを見極める**ことがとても大切です。コルチゾール分泌量は、ホルモン検査をすればわかりますが、基準値エリア内ならば、異常とは判定されません。基準値エリア内の値でも、自分に

コルチゾール分泌の適量には個人差がある

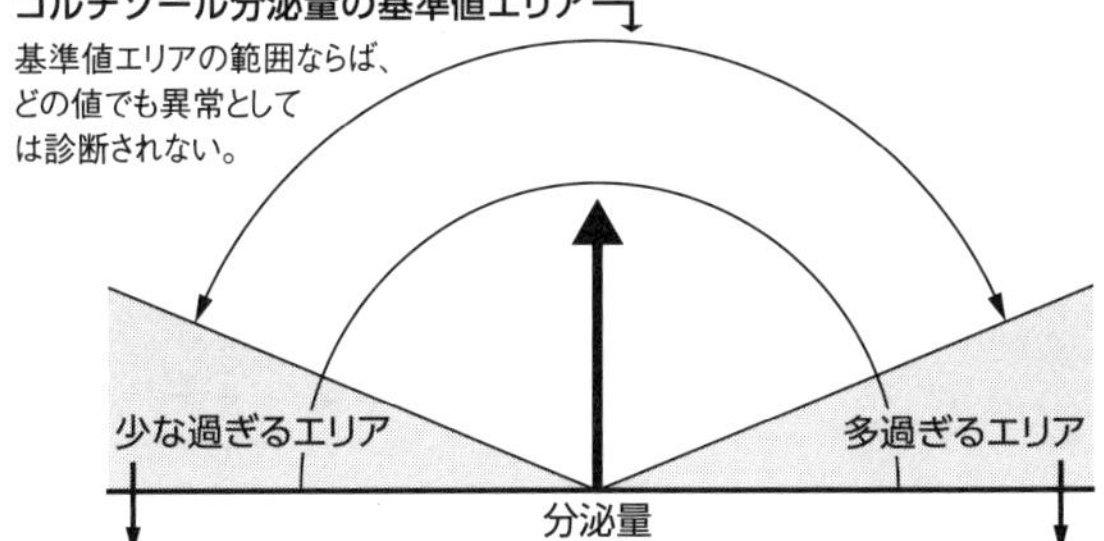

アジソン病

ホルモン分泌が必要量以下に慢性的に低下して、疲れやすくなったり、倦怠感、脱力感のほか、吐き気、便秘、下痢、腹痛などの症状がある。

クッシング症候群

体幹の周りに過剰な脂肪がつき、特に背中の上部に目立つ。丸く膨らんだ顔になる。筋肉は衰えて力が弱くなる。打撲傷や切り傷は治りにくくなる。

Aさんの場合

A さんにとって、8 が適正な分泌量

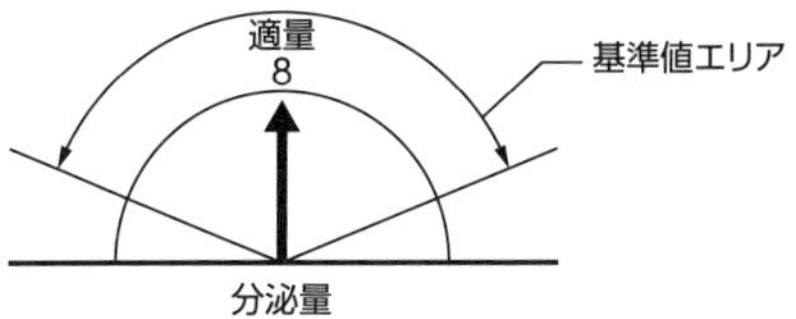

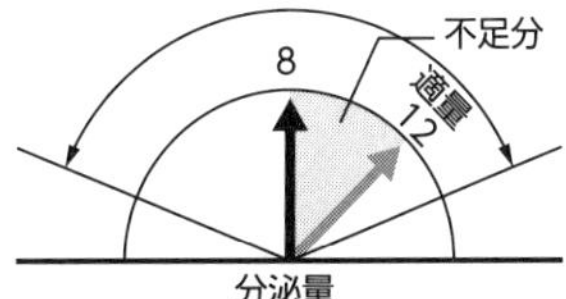

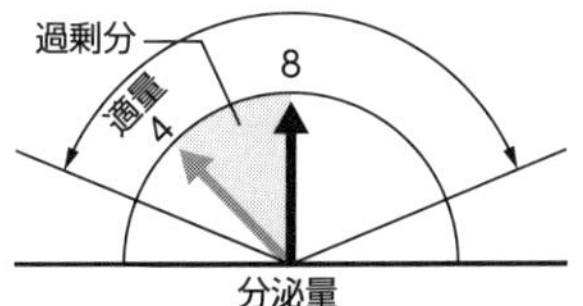

Bさんの場合

B さんにとって、12 が適正な分泌量。8 だと不足に感じる。

Cさんの場合

C さんにとって、4 が適正な分泌量。8 だと過剰になる。

とって**高いのか、低いのかは、相対して判断**しなければなりません。

また、Aさんのように8が適量値だったとしても、そのコルチゾールがいま何に使われているのかという点も非常に重要です。

たとえば、コルチゾールの分泌量が8で、それがその人の適量であっても、そのうち7を外部からのストレス対応に使っている状態では、残りは1しかないため、それらのストレスに対応するだけで、ほぼ精いっぱいで、元気に暮らし続けることは難しい状況となります。

例として、数値にしてご説明しましたが、数値を追うだけで副腎の機能を評価できません。

「コルチゾール値が高いので、あなたは副腎疲労ではありません」

という診断はできないのです。

大切なのは、自分に合ったコルチゾール分泌の適量を維持することと、そのうち**ストレスによる炎症を抑えるために使用される分を、なるべく減らす**ことです。

そのためには、日々の副腎への負担を減らしつつ、副腎をケアする生活習慣を身につけることが何より大切です。

現代の生活環境には、ストレス源がたくさんあります。

知らず知らずのうちに、コルチゾールが過剰に分泌されていて、あなたの副腎が疲労困憊(こんぱい)しているかもしれないのです。

万病の元である副腎疲労とその進行ステージ

この本の冒頭で、すでにアメリカでは「副腎疲労は万病の元である」という考え方が広まっていて、さまざまな病気を改善するために、まず副腎疲労であるか否かが診察され、治療の第一歩とされているというお話をしました。

コルチゾールなどのホルモンは、単独で動いているわけではなく、基本的には**複数のホルモンがバランスをとりながら、ネットワーク的に生命活動**を営んでいます。アメリカでは、複数のホルモンが複雑につながり合い、それぞれ影響を与えながら、人間の健康状態を維持するネットワークを「蜘蛛(くも)の巣」にたとえて説明していますが、その中央にあり、土台とされているのが副腎という臓器なのです。

米国アンチエイジング医学会でも、さまざまな病気や症状を診察するときに、まず「副腎が疲労していないか？」を疑うことになっていて、甲状腺の治療や性ホルモンの問題、糖尿病や高血圧などの生活習慣病、目や耳などの感覚器の問題、多くの感染症などの**病気、諸症状を治療する前に、副腎の状態を診察してみることが大前提**とされています。副腎疲労の代表的な症状の中に「うつ症状」がありますが、一見副腎疲労とは関係ないように思える自閉症の専門医も、副腎疲労を最初に疑うという手順は、絶対に外さないものなのです。

副腎疲労の3段階のステージと機能不全

機能不全

副腎が機能せず、
生命の危機的状態

第3ステージ〈疲憊期〉

副腎に疲労がたまり、ストレスに
負けて、体に不調があらわれる

第2ステージ〈抵抗期〉

ストレスが重く、副腎が必死に
コルチゾールを分泌して戦っている

第1ステージ〈警告期〉

比較的ストレスが軽く、
ストレスを受けている自覚症状がない

また、自己免疫疾患やパーキンソン病、がんなどの治療をおこなう際に、副腎の健康を取り戻すためのケアをすることも、アメリカでは常識とされています。

なぜかというと、これらの病気の治療をおこなうときには、体に大きなストレスがかかるので、どうしても副腎が一緒に治療の手助けをするために働かなければならないからです。

もし、副腎が疲労した状態で治療をスタートさせてしまうと、これらの病気の治療によるストレスに対抗するためのコルチゾールが十分に分泌できず、患者さんの体が負けてしまうのです。

副腎疲労の進行の度合いについては、患者さんの唾液・尿からのホルモン検査をおこない、その結果を「3段階のステージと機能不全」（43ページ参照）に分類して判断しますが、私たちの副腎外来にいらっしゃる患者さんの多くは、第3ステージの疲憊（ひはい）期にある方です。

副腎疲労は、日本ではほとんど知られていない症状ですので、いくら病状を訴えても、原因不明のものは「心の病」「うつ病」と診断されてしまい、多くの患者さんが心療内科や精神科に通うこととなり、抗うつ剤を服用するようになります。しかし、うつ病ではないので、薬は一向に効きません。

「抗うつ剤を飲み続けても、なぜよくならないのだろう？」

という疑問にぶつかったところで、ようやく私たちのクリニックにたどり着いた方が多いので、どうしてもステージが進んでしまった患者さんが多くなります。

がんの場合は、何より**「早期発見・早期治療」が重要といわれますが、副腎疲労においても、それは同じ**ことです。

お医者さんはもちろんのこと、一般のみなさんにもこの症状の存在について、認知が広まって、体になんらかの不調を感じたときに、

「もしかしたら、副腎疲労かも？」

と考えていただける社会になれば、第1ステージで気がついてくれるお医者さん、患者

さんが増えてくると思います。

具体的な改善方法は、次章以降で詳しく解説していきますが、第1ステージ、第2ステージの段階で気がつくことができれば、私たちのサポートがなくても、生活習慣を見直すだけで、副腎疲労は治すことができるのです。

副腎疲労が引き起こす症状

ここでは、私たちの副腎疲労外来でおこなってきた臨床経験をもとに、副腎疲労が原因で引き起こされる、代表的な病気と症状をご紹介します。

①うつ症状、疲労感（精神疾患関連）

コルチゾールをはじめとして、副腎から分泌されるはずのホルモンが足りなくなると、日々受けているさまざまなストレスに対抗して、戦う力がなくなってしまいます。

このようなときに、朝起きても疲れがとれておらず、起き上がれなくなってしまったり、何事にもやる気の出ない無気力状態に陥ったりして、**うつのような症状を発症**するようになります。

なぜ副腎疲労から、うつ病に近い症状が起こってしまうのでしょうか。

まず「副腎が疲労している」ということは、現状受けているストレスに対応するだけで、手一杯という状態です。つまり、副腎からしてみれば、

「新しいストレスは、処理できないよ！」

と、あなたにお願いしたい状況であるわけです。

もし、この状態のときに、あなたがハッピーな気持ちでいると、積極的に外の世界に出たくなり、家の外に飛び出していってしまうことでしょう。そして、副腎が恐れている新しいストレス源に出会ってしまうことになります。

そうなると、すでに手一杯の副腎は著しくダメージを受けてしまい、副腎疲労は一気に進行して、どんどん機能不全に近づいていき、生命の危機的状況に陥ってしまいます。そ

んな最悪のシナリオを避けるために、副腎はあえて、あなたの活動性と活力を奪い、「動かさない！　活動的にさせない！　まず命を守ろう！」

という信号を発します。

つまり、**副腎はあなたの命を守ろうとして、うつ症状や疲労感を起こそうとしている**のです。

日本のうつ病の患者さんの中には、相当数の「副腎疲労によるうつ症状」である方が潜在しているはずだと、私たちは考えています。

特に心療内科や精神科に通院して、抗うつ剤を飲み続けても症状が改善されず、むしろ悪化の一途をたどっているような方には、ぜひ副腎疲労の可能性を考えてみていただきたいと思っています。

さらに、副腎疲労は子どもや青年期の方にも増えている病気です。

うつ症状でなくても、引きこもりがちな子どもたちの中にも、心の問題ではなく、副腎が疲れているせいで、不幸な日々を過ごしている人が少なくないと思います。

子どもたちの副腎疲労については、最後の⑧で詳しく解説します。

②不眠症（睡眠障害）

コルチゾールの分泌量には日内変動（35ページ参照）があります。

健康な人のコルチゾールの分泌量は、朝4～6時ぐらいから増えはじめて、8時頃にピークを迎え、夜に向かって徐々に少なくなっていくリズムであることは、すでに述べました。

しかし、副腎疲労を患ってしまうと、朝コルチゾールの分泌量が増えずに、長時間低いレベルで横ばいとなります。そのまま夜になると、結果的に昼間休んでいた副腎が少し力を取り戻して、本来副腎の働きを必要としない時間帯に活動してしまい、コルチゾールを分泌してしまいます。

その結果、おだやかに睡眠ができなくなってしまうのです。

また、ストレスを感じるときには「幸せホルモン」と呼ばれるセロトニンというホルモンの分泌が減ります。次章でお話ししますが、副腎疲労のときには腸から上手にたんぱく質を吸収できないため、たんぱく質からつくられるセロトニンも当然不足している状態です。

このセロトニンは、睡眠に導く役割を果たすメラトニンというホルモンをつくる材料でもあるので、セロトニンが不足すると十分な量のメラトニンをつくり出すことができなくなることも、不眠症に陥る大きな原因となります。

さらに、不眠によるトラブルもストレス源となり、その対処にコルチゾールが使われる結果、さらに副腎疲労が進行するという悪いスパイラルに陥りますので、注意が必要です。

③鼻炎、花粉症、気管支ぜんそく（アレルギー性疾患関連）

さまざまなアレルギーによる炎症も、脳はすべてストレスとして認識します。つまり、副腎から分泌されるホルモンが、それを抑える役割を果たしているのです。

花粉症を例に、副腎疲労によるアレルギー性疾患について解説します。

同じ量の花粉に接しても、花粉症になる人とならない人がいますが、これは副腎が疲労しているか、正常に機能しているかという問題と深く関係しています。

副腎が健康な人の場合、たとえばスギ花粉に接しても、アレルギーを起こさないように、**本人が気がつかない間にコルチゾールがしっかり仕事**をして、花粉によるアレルギー反応を未然に防いでくれています。

しかし、副腎疲労を起こしている人の場合、

「花粉がきました！　対処してください」

とアレルギー反応に対応するように副腎に指令を出しても、副腎は、すでにさまざまな

炎症を抑えるためにいっぱいいっぱいで、余力がないため、

「対応できません」

となり、**花粉による炎症を放置してしまう**ため、花粉によるアレルギー症状を発症してしまうのです。

花粉症を患う人が、日本で年々うなぎ上りで増加している背景は、高度経済成長期のスギやヒノキの大量植林やその後の放置と花粉放出の活発化のせいにされていますが、その前に、受け手側である私たち日本人の体の問題が圧倒的に多いと思います。

つまり、花粉のストレスによる炎症を抑えてきた副腎が疲労してしまい、抗力となるホルモン分泌を十分できない人が増えてしまったのです。

もちろん、環境の影響も小さくありません。

アレルギーは花粉だけでなく、車の排ガスなどでも影響しています。花粉も多く、大気汚染も進んでいるエリア……つまり、都会の人のほうが花粉症などのアレルギー性疾患が

多いのは確かです。

これも、副腎疲労の観点から説明ができるのですが、**都会は自然豊かな田舎町に比べると、副腎がおこなう仕事が多いエリア**です。

すなわち、人間が生活する上で、ストレス源が多いということを意味します。

花粉や排ガスなどもちろんですが、通勤ラッシュの満員電車、真夏のヒートアイランド現象による酷暑、騒音問題にいたるまで、生活環境をとり巻くストレス源には枚挙にいとまがないのですから。

夫の龍介は、子どもの頃からアレルギー発症の連続で、乳児湿疹にはじまり、アトピー性皮膚炎、気管支ぜんそく、花粉症に苦しめられてきました。

大学生のときなど、就寝時には枕にタオルを敷いて寝ないと、アトピー性皮膚炎でボロボロになった粉状の皮膚がどっさり落ちてしまうので、深く悩んでいたほどです。

しかし、ジェームズ・L・ウィルソン博士との出会いによって、副腎疲労について学び、自らも患者として治療を受け、体調が上向きはじめると、すべてのアレルギー性疾患がウソのように、きれいに治ってしまいました。

アレルギー性疾患もなかなか完治せず、日常生活を送る上でのわずらわしさに、悩み苦しんでいる人は多いと思います。

どうか、治療をあきらめずに一度、副腎疲労にも目を向けてみてほしいと思います。

④橋本病、バセドウ病、関節リウマチ（自己免疫疾患関連）

自己免疫疾患とは、もともと体外からの異物を見つけると、それを排除するために働く免疫系が、自分自身の細胞や組織にまで反応してしまい、攻撃を加えてしまう病気です。

この免疫系のバランスを整える役割も、コルチゾールが果たしているので、やはり副腎を疲れさせてしまうと、自己免疫疾患が起こりやすくなったり、悪化させてしまうケースも少なくありません。

⑤の性ホルモンバランス系の症状関連のところで触れますが、橋本病やバセドウ病など

は、甲状腺で起こる自己免疫疾患ですから、特に副腎疲労への配慮が必要です。

また、多くの自己免疫疾患の治療には、ステロイドを使います。

その昔、原因などがわからず、どうにもならないときには、ステロイド治療が必要と考えるのが常識になっていた時期があり、

「困ったときのステロイド」

などと、お医者さんたちが口にしていた時代もありました。

しかし、ある時期にステロイドによる副作用が頻発したことがあって、必要以上にステロイドが怖い薬と考えられるようになってしまいました。

この背景には、「困ったときのステロイド」という考え方が、いつの間にか、

「とりあえずステロイド」

となってしまったことに原因があります。そもそもステロイドは病気の原因をとり除きつつ、適量を与えなければいけないのに、**原因を放置したまま、大量のステロイド**を与え

てしまう医師が増えてしまっていたのです。

本来ステロイドは、体内の炎症を消すものではなく、その**症状を抑え込むことで、表面化するのを防ぐために使用するもの**です。

つまり、ステロイドを大量に使っていれば、症状は消えたように見えるのですが、実は炎症の火種はそのままなので、ステロイドが切れれば、その間に悪化した炎症が表面化して、治療を受ける前よりも悪い症状が出ることになります。

アレルギー性疾患においても同じことがいえるのですが、自己免疫疾患では、その発症や悪化の原因は、副腎疲労によるものを疑わなければいけません。

ステロイドを使うのであれば、副腎疲労の治療、副腎へのケアをしながら使うようにしなくては、本末転倒になってしまいます。

⑤性欲低下、更年期障害の重症化（性ホルモンバランス系の症状関連）

ホルモン治療には、第一に副腎、その次に甲状腺、性ホルモンの順に治療すべきという

ホルモン治療の優先順位

土台となっている副腎をケアしないまま、甲状腺、性ホルモンの治療をしても、根本的な解決にはならない。

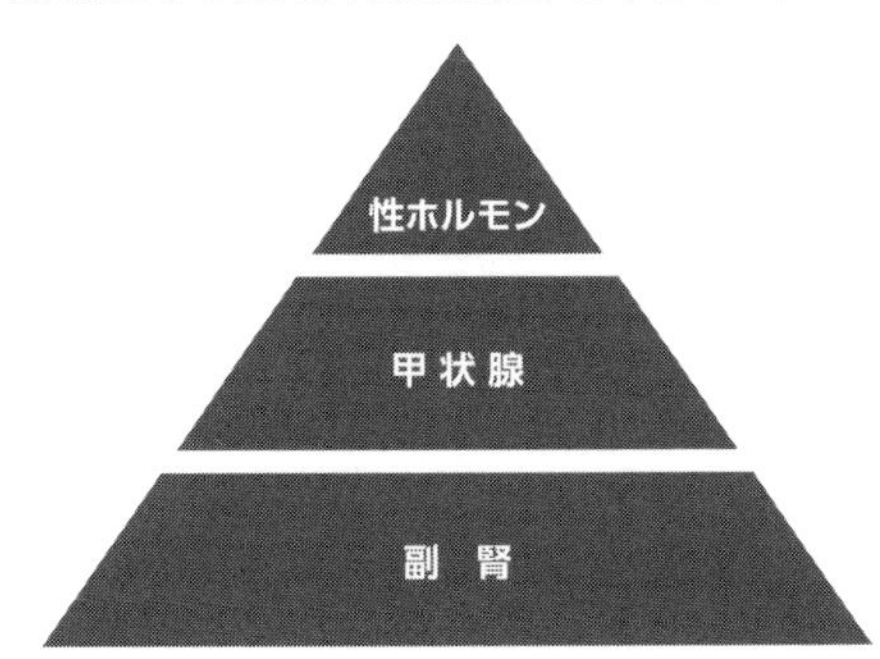

「米国アンチエイジング医学会」の資料を参考に作成

副腎は第2の性ホルモン生産地だが……

コルチゾールが不足すると、素材のコレステロールがコルチゾール生産に使われてしまい、副腎で性ホルモンがつくれなくなる。

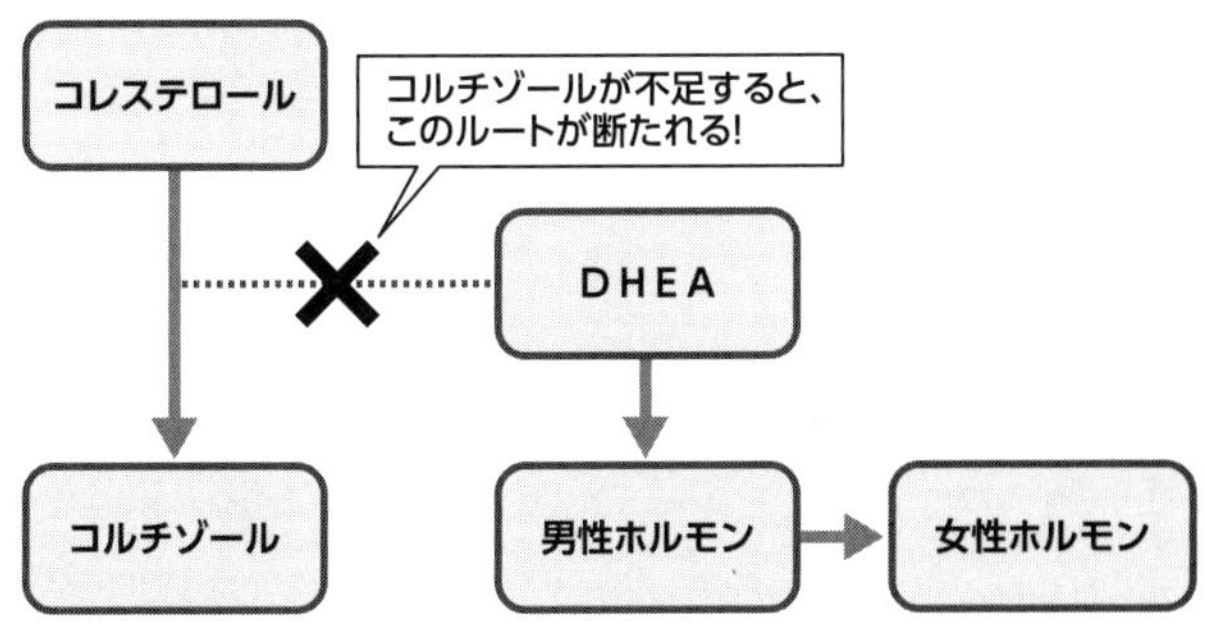

優先順位があります。前ページ上の図を見てください。この図は、あくまで治療の優先順位をあらわしたもので、決して「性ホルモンがえらい」というわけではありません。甲状腺や性ホルモンだけを治療しても、その土台である副腎が不安定なままでは、「地盤がゆるんで建物が揺れる、壊れる」ような状態になってしまうということをあらわしています。米国アンチエイジング医学会が提唱しているものですが、アメリカでは、たとえば甲状腺の治療をする先生方は最初に必ず副腎をチェックします。

④の自己免疫疾患のところで少しお話ししましたが、甲状腺で起こる橋本病やバセドウ病などの治療は、まず甲状腺の土台となる副腎が疲労していないかを疑うところからはじめなければいけないと、私たちは考えています。

さて、副腎が疲労すると、なぜ性欲が低下してしまうのでしょうか。前ページ下の図を見ながら、解説します。コルチゾールをつくる原料は、脂肪酸からできるコレステロールなのですが、副腎が健康なときには、適量のＤＨＥＡをつくり、そのＤＨＥＡから男性ホルモンをつくります。このルートは、男性も女性も同じですが、男性は性腺でも男性ホルモンをつくりますが、女性の場合はこのルートでしか男性ホルモンをつくれません。ここで大切なのは、**性欲に影響を与えるのは、男女ともに男性ホルモン**だということです。

このルートは副腎が健康でコルチゾールに余裕がある場合に適切に代謝が進むのですが、副腎が疲労していたり、ストレスによる炎症が多過ぎて、コルチゾールがてんてこまいの場合には封鎖されてしまい、コレステロールはコルチゾールの生産に使われてしまいます。つまり、男性は男性ホルモンを精巣ルートからしかつくれなくなり、女性は男性ホルモンをつくる術を失ってしまうのです。性欲に影響するのは男性ホルモンですから、当然男女ともに性欲が低下する結果となってしまうわけです。

更年期障害の重症化も、まったく同じ原理から引き起こされます。

さきほど述べた通り、副腎疲労によりコルチゾールが足りない状況だと、ＤＨＥＡがつくられず、女性の体内で女性ホルモンのもとになる男性ホルモンがつくられません。

女性は卵巣ルートからも女性ホルモンをつくることができますが、加齢などによって閉

経すると、卵巣の元気がなくなってきます。そこで卵巣は、

「こちらで女性ホルモンをつくれないので、副腎でお願いします！」

とコレステロール→DHEA→男性ホルモン→女性ホルモンのルートから、女性ホルモンを生産してほしいと副腎にお願いするわけですが、手一杯の副腎に、

「もう、これ以上の仕事は無理です！」

と断られてしまうという現象が起こります。

卵巣が徐々に衰えて、それを副腎が支えながら、**ゆっくりと閉経に着地できれば、更年期障害に悩まされません**が、卵巣の元気がなくなったときに、副腎が手一杯で助けられない状態では、墜落するかのように**女性ホルモンの落差が大きい更年期障害となってしまうため、重症化しやすい**というわけです。

更年期障害が重症化すると、さらにストレスがかかりますので、炎症が増えてしまい、その負担がまた副腎をいじめてしまう……という悪循環になりやすいのも、つらいところです。

⑥糖尿病や高血圧（生活習慣病関連）

「おいしいパン（炭水化物）やスイーツ（糖類）を食べると幸せを感じる」という人、特に女性には多いと思います。

この「幸せ感」について、考えてみましょう。

炭水化物や糖類を口にすると、当然血糖値が上がります。このとき、なぜ幸福感を感じるかというと、「幸せホルモン」とも呼ばれるセロトニンがピュンと出るからです。

でも、同時にインスリンというホルモンも出て、血糖値を下げます。このときに体は、このまま血糖値が下がり続けることを恐れて、一種のパニックのように、危機的な状況に陥ります。なぜかというと、血糖値が下がり続けると、人間は死んでしまうからです。

そうなると、人間の体はセーフティネットとして、副腎髄質からカテコールアミンのアドレナリン、ノルアドレナリンを分泌して、血糖値を上げます。このとき、副腎には大きな負荷がかかります。

血糖値が上がると、インスリンが血糖値を下げます。それを再びカテコールアミンが上げ、再びインスリンが……とアップダウンをくり返すことになるのです。

副腎疲労の人は、感情が落ち込んでいるので、小さな分泌でもセロトニンによる幸福感をとても感じやすくなっているため、血糖値がアップするたびに幸せ感を覚えて、すごく幸せになったように誤解してしまいます。

つまり、その**幸せ感を求めて、炭水化物や糖類に依存しやすい**のです。

さらに、血糖値のアップダウンをなるべくさせずに安定化させようとしているのはコルチゾールですから、副腎疲労でコルチゾールが常に足りない人の場合は、余計にアップダウンが大きく、激しくなりやすいわけです。

またストレスによる炎症が多くて、コルチゾールが過剰に使われている場合は、コルチゾールがずっと多い状態になりますので、出過ぎたコルチゾールがさらに血糖値を上げてしまうという現象も起こります。

血糖値のベースが、高い状態になってしまう症状が糖尿病です。

エストロゲン優位はがん細胞をつくることも……

コルチゾールが不足すると、プロゲステロンがコルチゾール生産に使われてしまい、エストロゲン優位になり、がん細胞をつくったり、進行を早めたりする。PMS(月経前症候群)の原因にもなる。

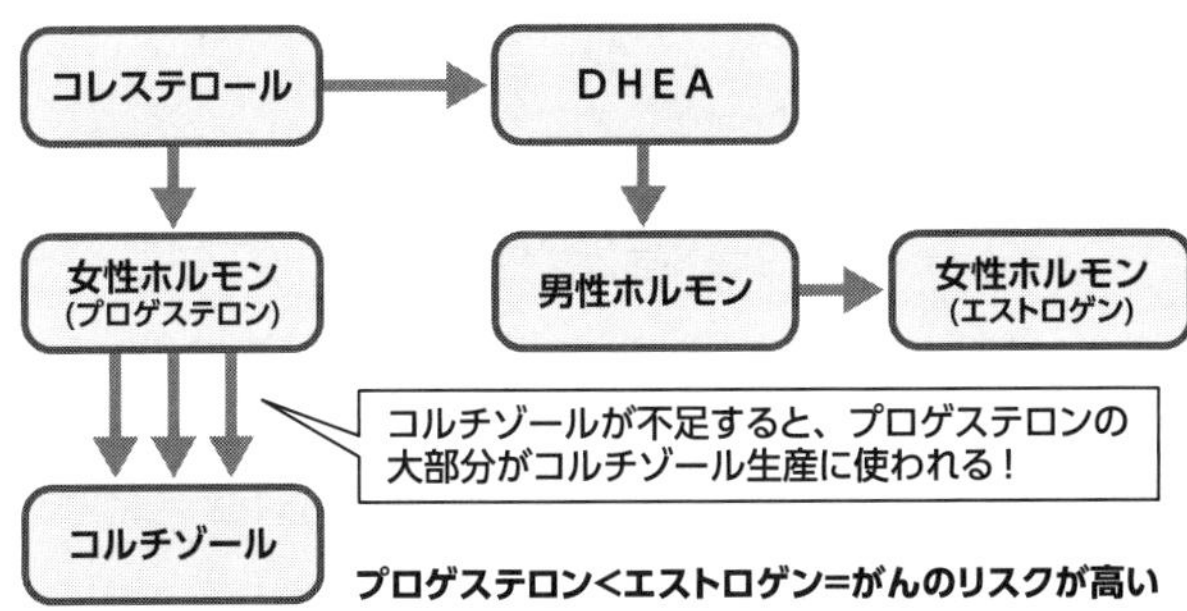

さまざまな生活習慣病の原因となる動脈硬化は、動脈の血管が厚く、硬くなり、しなやかさを失ってしまう症状ですが、これは**「血管の炎症」とも呼ぶべきもので、コルチゾールを過剰に分泌**させてしまいます。

動脈硬化は、血管によくない生活習慣や、加齢などによって進行しますが、血管が厚く、硬くなっていくにしたがって、血圧は高くなっていきます。

動脈硬化という炎症を防ごうとするのもコルチゾールの役目ですから、副腎疲労でコルチゾールの分泌が相対的に不足しているときには、ますます動脈硬化が進み、その結果高血圧になり、それによってさらに動脈硬化が進行……という負のスパイラルに陥ってしまいます。

⑦がん

性ホルモンバランスのお話の中で、コルチゾールはコレステロールからつくられて、同じコレステロールからＤＨＥＡというホルモンもつくり、そのＤＨＥＡが男性ホルモン、女性ホルモンになるという説明をしました。さらに詳しく述べると、このルートでつくられる女性ホルモンは、エストロゲンと呼ばれています。もうひとつプロゲステロンという女性ホルモンがありますが、これはコレステロールから直接つくられます。

このプロゲステロンはコルチゾールが足りないときに、コルチゾールに代謝され、補うことができるのです。

つまり、副腎疲労の人、特に女性はプロゲステロンがコルチゾールの材料として使われてしまうことで、プロゲステロンが少なくなる可能性が高いといえます。

このふたつの女性ホルモンのバランスは、とても大切なもので、**エストロゲンがプロゲステロンに対して優位**になりつづけると、**乳がんなどのリスクが高まる**ことがわかっています。すでにがんを患っている患者さんだと、**その進行を早めてしまう**ことにもなりうるのです。

乳がんの患者さんには、エストロゲンとプロゲステロンの体内比率をチェックし、エストロゲンがプロゲステロンに対して、優位になっていないかどうかを調べます。このとき大事なのは、プロゲステロンの量の問題ではなく、あくまでエストロゲンに対しての、相対的な優劣バランスです。たとえ、プロゲステロンがたくさんあっても、エストロゲンより劣勢であれば、問題ありと診断されます。

プロゲステロンがコルチゾール生産のために使われてしまう現象を「プロゲステロン・スティール」と呼びますが、その結果、エストロゲンよりもプロゲステロンが弱くなると、ＰＭＳ（月経前症候群）になって、生理前になるとキリキリしてしまったり、頭痛がひどい、眠くなるという症状が出たりします。

ＰＭＳの人には副腎疲労がある場合が多いので、その先にあるがんに注意するためにも、ただがまんするのではなく、きちんとホルモンを整えましょう。

⑧子どもの副腎疲労

うつ症状などの精神疾患のお話の中で少し触れましたが、副腎疲労は大人だけの問題ではありません。ストレス社会の日本では、子どもの副腎疲労がどんどん増え、私たちのクリニックにも子どもの患者さんが多くいらっしゃいます。

その**原因は、食事と環境のふたつ**といえます。食事の問題については、次章以降で詳しくお話ししますが、加工食品や外食での食事の増加が、深く関係しています。

ふたつ目の環境について。

コロナ禍で、日々予定が変更され、ソーシャルディスタンスのため友人と遊ぶこともままなりません。さらに、消毒、殺虫剤、排気ガスなどの環境毒素、５Ｇなどの電磁波からの影響は、今の大人が子どもの頃にはなかった、環境からのストレスです。

朝起きられない子どもも増加していますが、その中には副腎疲労によって、つらくて動けないのに、親御さんから、

「根性なし！」

なんて、一様にいわれてしまうケースもままあります。これも、副腎疲労による症状が体の問題ではなく心の問題として、誤って認識されていることで苦しめられてしまうといえます。しかも子どもが犠牲になっているのです。

周囲の大人は、引きこもりやうつ症状が出て、初めて「なんとかしなきゃ……」という気持ちになるのですが、**元気の塊であるはずの子どもが動きたくないという、副腎からのSOS**に早く気づけるように、認知が広まることを祈るばかりです。

さてここで、ちょっと落ち着いて考えていただきたいのは、

「いまのあなたが、本当のあなたなのかどうかはわからない」

ということです。私たちのクリニックにいらっしゃる患者さんの多くは、副腎が疲れきって、本来の実力の10％程度しか使えていないという人ばかりです。

それが、副腎ケアをするようになって、数カ月で元気になると、まったくの別人になるように、パワフルな人に変身してしまいます。

副腎疲労に苦しんでいるときには、10％を100％として感じているので、残りの90％のポテンシャルの存在に気づくことができません。

それが30％になり、50％になり、70％になるうちに、嫌で嫌で仕方なかった**職場や学校のストレスが、逆に楽しいチャレンジに**なるものなのです。

これは、決して心の問題を解決した結果ではなく、副腎をケアした結果です。

大人でも変わるのですから、未知数で限りない能力を秘めている子どもたちであるなら、なおさらです。

大人も、子どもも、本当の自分に出会うために、もう一度副腎を見直してみてください。

腸にはじまり、脳に終わる！副腎ケア５つのステップ

次章からは、副腎をいま以上に疲労させず、回復させて、その健康を維持するための具体的な理論、方法を解説します。

クリニックでは、初診の方には最初に数十枚にも及ぶ問診票に、病歴や現在の症状はもちろんのこと、詳しい生活習慣のレポートもご記入いただきます。そして診察を受けていただき、続いてホルモン検査や重金属検査などを受けていただくのですが、これまで多くの患者さんのデータを拝見しているうちに気がついたことがあります。

それは、**副腎疲労の患者さんは、ほとんどの方が腸にトラブルを抱えている**ということです。

上の図は、私たちが患者さんを治療するときの優先順位をあらわしたものです。最初に

副腎疲労は腸から治す!

副腎疲労の患者のほとんどが、腸にトラブルを抱えている。最初に腸の炎症を解決するだけで、治ってしまう人も少なくない。

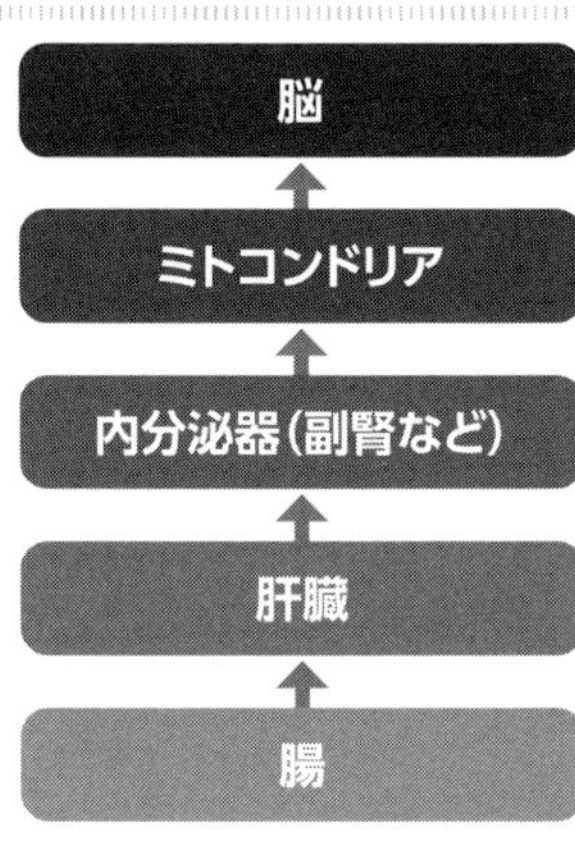

マネジメントするのは「腸」です。そのあとに「肝臓」、「内分泌器」、細胞内の「ミトコンドリア」、「脳」と続きます。

実は、日本の副腎疲労の患者さんは、アメリカの患者さんよりも、重症ではない方が多いので、これからお話しする腸のマネジメントをするだけで、元気になってしまう人が結構多いのです。この場合、**腸のマネジメントとは食生活の見直しのこと**と考えていただいて、間違いありません。

副腎疲労の治療は、すべて自由診療です。つまり、保険が一切適用されないので、患者さんは高額な医療費を全額負担しなければならないため、経済的にも困難を強いられてしまいます。

しかし、アメリカほど深刻な症状の患者さんがまだ多くない日本では、食生活を中心とした生活習慣の見直しで、それも自分の力だけで治る方がたくさんいらっしゃいますので、正しい腸のマネジメントを知っていただくことは、大変意味があると考えています。

次章で詳しくご説明します。

第2章

副腎疲労は腸から治す

副腎ケアは「腸の炎症を抑える」ことからはじまる

私たちのクリニックで受診される患者さんには、数十枚もの問診票を書いていただくと第1章でお伝えしましたが、私たちはその内容を診察前に読み込み、初診で食生活から便通の状態、ライフスタイル、体調を崩したキッカケなど、お話しすることで、副腎が疲弊するほどコルチゾールを必要とした炎症の原因となったストレス源がどこにあるのかを考えていきます。ストレス源はさまざまで、副腎疲労にいたるプロセスは患者さんそれぞれ十人十色ですが、共通するのは、たいてい腸に問題があるということです。

断言しますが、**副腎疲労を患う方はほぼ100%腸に炎症**を起こしています。

腸のトラブルというと、腸内フローラ（腸内細菌叢）の話だけで、ヨーグルトを食べれば治ってしまうというイメージをお持ちの方が多いかもしれません。しかし、副腎疲労の認知が広まっているアメリカでは、腸のマネジメントとして排泄、解毒、吸収の面からしっかりとアプローチしていきます。

すると、軽症の方はそれだけで治ってしまうケースが非常に多いのです。

腸のマネジメントとは、食生活の見直しであると前章でお話ししましたが、それは**食べたものは腸からしか吸収できない**からです。

人間の体はすべて、食べたものによってつくられていますので、何をどのように食べるかはとても大切です。ですから、**副腎ケアはまず腸の炎症を抑える**ことからはじめることになります。そのあとに体にたまった毒素を排出する、つまりデトックスについての肝臓のお話へと移っていきます。そして、内分泌、細胞のミトコンドリアという順を経て、最後にやっとメンタルのお話になるのです。

腸の炎症こそが最悪のコルチゾール泥棒

クリニックでは問診票の回答、初診を終えた患者さんは、いくつかの検査を受けることになりますが、その中のひとつに、有機酸検査というものがあります。

有機酸検査は、尿の成分を分析して、どんなものが尿から排出されているのかを診ることで、腸の状態を検査するものです。

この検査をすると、アラビノースと呼ばれる糖の一種がよく検出されるのですが、日本人には、このアラビノースの数値が高い方がとても多いのです。

アラビノースは、口から入った食べものを腸内にいるカンジタ、いわばカビの類が代謝してできるものですから、通常は体内では、少量しかつくられることはありません。しかし、このアラビノースが多量に尿中にあるということは、腸内にカビがたくさんいて、それが代謝してできたアラビノースが腸で吸収され、血液の中に入り込んで、尿として検出されているということを示しています。

このような検査をして、データを分析していくと、腸にとって好ましくないもの、カビの類のほか、悪玉細菌の存在もみえてきます。

人間には免疫機能がありますから、**好ましくないカビや悪玉細菌を見つけると、やっつけようとする**わけです。やっつけようとして、免疫系の大軍が腸に集中してやってきて、好ましくないカビや悪玉細菌などをどんどん攻撃します。

このときの攻撃によって、**腸の壁にある粘膜も一緒に壊されてしまう**というのが、腸の炎症の正体で、この炎症こそがコルチゾールを浪費させる大泥棒なのです。

私たちは、よくウルトラマンの戦闘シーンにたとえてお話しするのですが、怪獣をやっつけようとして、ウルトラマンががんばると周囲の民家やビルが壊されてしまいますよね。あれと同じことで、正義の味方が悪者を倒すために、本来無関係のものが大きなとばっちりを受けてしまうわけです。

腸は腸でも小腸のケアをしよう

「腸の炎症」とか「腸のマネジメント」などと、くり返し述べていますが、実はこの本で腸といっているのは、腸は腸でも小腸のことです。

腸内環境の話になると、すぐに大腸のお話になりがちなのですが、私たちは副腎疲労を起こさせないためには、**大腸よりも、まず小腸をきちんとケアすることが大事**だと考えています。

副腎と小腸との関係を説明する前に、まず小腸についてお話ししましょう。

小腸は「目で見る」ことがほとんどできません。消化器官の状態を診るためには、胃カメラという内視鏡がありますが、これは小腸の上部にある十二指腸までしか届かず、下からの内視鏡は大腸しか見ることができません。

カメラの入ったカプセルを飲んで撮影する「カプセル内視鏡」、ふたつのバルーンを交互に膨らませることで、小腸をたぐり寄せるように動かして観察する「ダブルバルーン内

人間の消化器官は1本の管

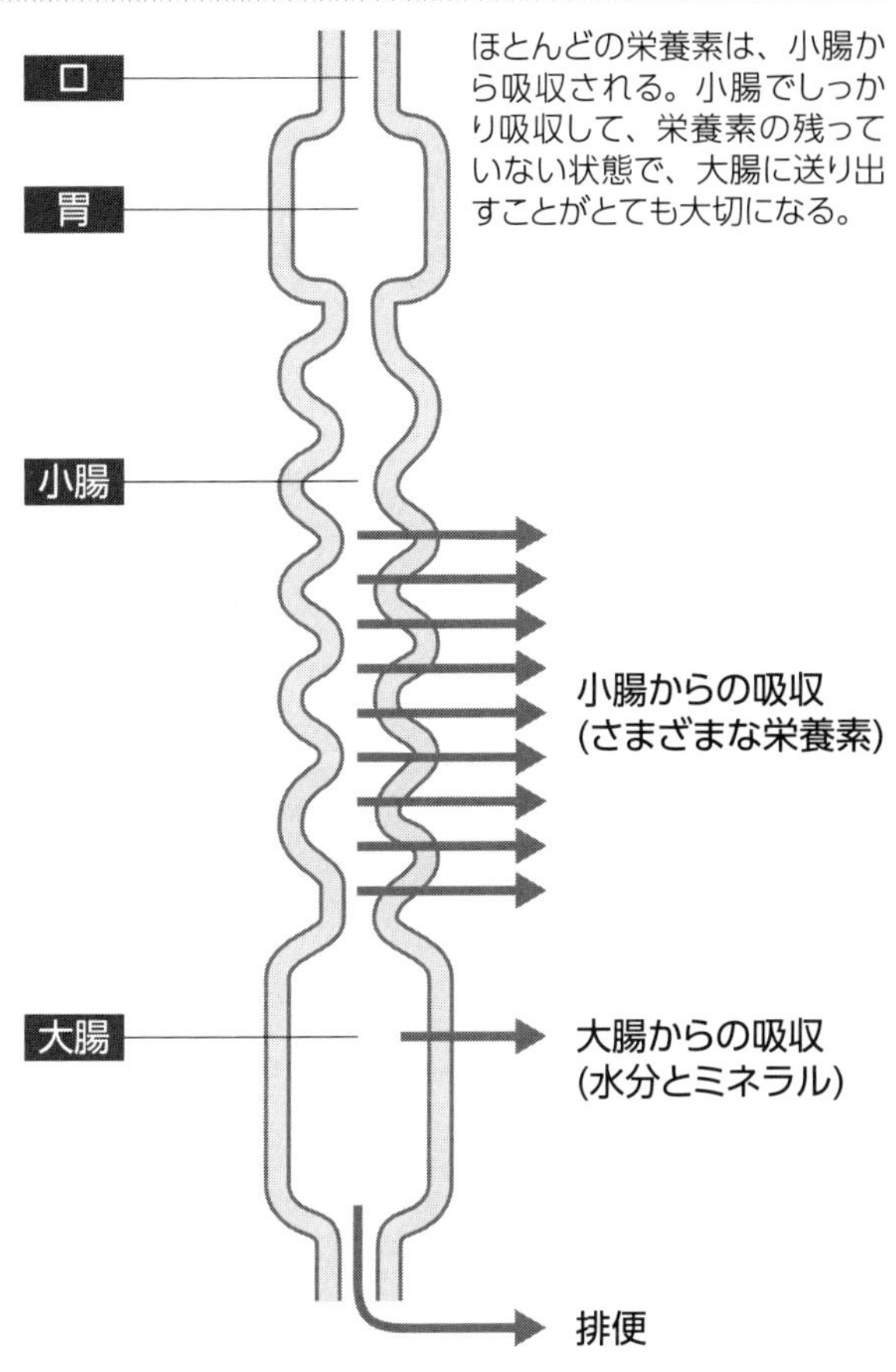

視鏡」などもありますが、まだまだ特殊なもので、一般的ではありません。

口から入った食べものは胃で消化されますが、ほとんどの栄養素は小腸で吸収されてから大腸にいき、そこでミネラルと水分を吸収したあとに、大便として排出されます。このとき、**小腸でしっかり栄養素を吸収できることがとても大切**です。

健康な人の場合、小腸にはほとんど菌がいなくて、ほぼ無菌状態。菌がたくさん住んでいるのは、大腸だけです。

最近、食事をすると胃ではなくて、お腹が膨らんでしまい、お腹がポッコリ突き出てしまう方がとても増えているのですが、これはＳＩＢＯ（シーボ）の可能性があります（ＳＩＢＯについては87ページ以降で詳しく説明します）。

お腹の調子が悪いと、すぐに「ヨーグルトで乳酸菌を摂ろう！」とか「食物繊維たっぷりの食事をしよう！」という話になってしまいますが、先のお腹ポッコリの人が**ヨーグルトや食物繊維を食べると、逆効果**になりがちです。

ヨーグルトの乳酸菌を摂ると、大腸の菌が増殖してしまっているところに、さらに新しい菌を追加してしまうので菌が増え過ぎて、逆に調子が悪くなる人が多いのです。

食物繊維には、腸の掃除をするブラシのような役割があるといわれていますが、それは腸が健康な人の話。便秘などの腸のトラブルを抱えている人では、逆に詰まってしまう原因となり、やはりお腹が張って、気持ち悪くなる人が少なくありません。

たとえ腸にとっていい菌や栄養素であっても、単にそれを摂るのではなく、まず腸の炎症をなくしてから摂らなければ、解決策にはなりません。

「とりあえず乳酸菌！」

ではなく、腸の吸収状態はどうか、消化液は出ているか、消化液が出るようなライフスタイルか……とチェックするのが治療の第一歩となり、炎症を抑え、さらなる炎症を起こさないために大切なことです。

カンジタが引き起こす腸漏れ症候群「リーキー・ガット」

カンジタ菌は、健康な人でも口の中や消化器官、皮膚などに存在している常在菌です。女性の方は、免疫力が低下したときに、外陰部にかゆみをともなったり、白いおりものが出たりする「膣カンジタ」という症状で、ご存じの方も多いと思います。

さきほど、小腸はほぼ無菌状態といいましたが、最近健康な人でも少しの菌がいることがわかってきました。このカンジタは、大腸にもいるのですが、小腸にも少しだけ住んでいるようなのです。しかし、副腎疲労の患者さんの80～90％の人は、小腸の中でこれが増殖していて、検査で糖質の一種であるアラビノースの数値が高くなる傾向があります。**特に女性の患者さんは、ほぼ100％の人が該当します。**

アメリカでは、スイーツ好きの女性に対して、

「君はカンジタを飼ってるね」

なんていうジョークがあるぐらい、有名になっている菌です。

ちょっといじわるな物言いの感もありますが、カンジタの性質をよくいい表している表現で、**カンジタがお腹にたくさんいる人ほど、甘いものや炭水化物を欲しがる**傾向があるのは事実です。

その理由は、カンジタは糖質を餌にすることで、活発化し増殖しているからです。

医師の中にも、

「あなたは、カンジタに操られている」

と患者さんにいう人がいるほどで、カンジタが脳に働きかけて、その人に甘いものを食べさせようとしている、と考える研究者さえいるのです。

このカンジタが引き起こす重大な疾患が、**腸漏れ症候群と呼ばれるリーキー・ガット**です。リーキー・ガットは、腸の粘膜が傷つき、腸管壁にすき間があいて、そこから腸内の細菌や毒素、未消化の食べものなどが漏れ出す症状です。

腸の粘膜、腸管壁を傷つけて、穴をあけてしまう要因となるものは、カンジタなどの病原菌のほかにも、さまざまなストレス、痛み止めなどの薬、毒素、加工食品の添加物などがあります。

カンジタが要因となる場合は、もともと腸の中に常在菌としていたカンジタが、糖質を食べて増殖し、カンジタを免疫機能が異物と認識して、攻撃するときに小腸の壁を一緒に壊してしまいます。すると、小腸の細胞と細胞の間に隙間ができてしまい、その部分の腸管壁に穴があいて、腸内の菌や毒素、未消化の食べものなどが漏れ出してしまうのです。

また漏れ出た異物が、体内の血中に入り込むので、免疫機能による抗体ができます。これが異物を攻撃するため、炎症がおきます。

コルチゾールは、**腸粘膜、腸管壁が傷つけられる炎症を抑えることにも使われますし、腸内から漏れ出たものを免疫機能が攻撃する際にも使われます**ので、リーキー・ガットに

腸の粘膜を傷つける原因は……

腸の粘膜の細胞は、本来隙間なく並んでいるが、以下の主な5つの要因により炎症が起こると、腸の粘膜の細胞が傷ついて、細胞と細胞の間に隙間ができてしまう。

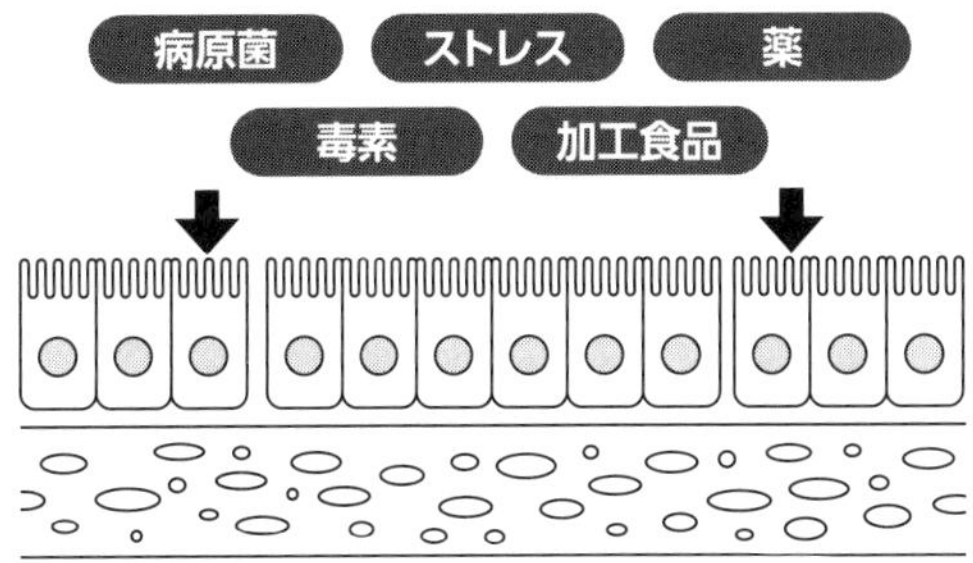

「米国アンチエイジング医学会」の資料を参考に作成

正常な小腸とリーキー・ガットの比較

小腸がリーキー・ガットになり、腸管壁に穴があくと、吸収されるべき栄養素のほかに、本来吸収されない細菌や毒素、未消化の食べものが体内に漏れてしまう。

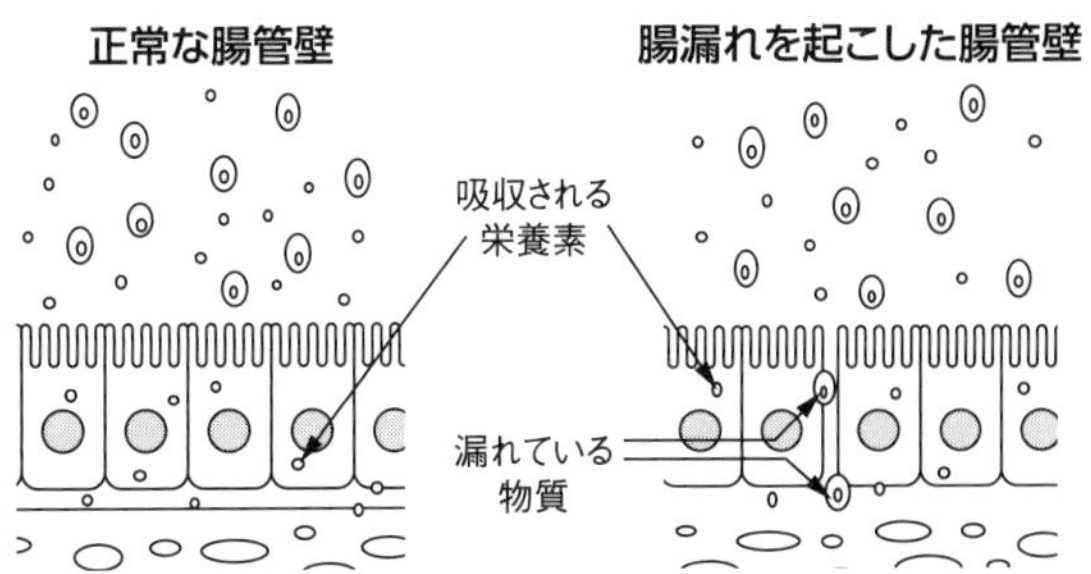

「米国アンチエイジング医学会」の資料を参考に作成

なると、大量のコルチゾールが四六時中使われることになり、副腎がとても疲労してしまいますので、一刻も早く治療しなければなりません。

リーキー・ガットによる諸症状は大変多くて、関節炎、ぜんそく、湿疹や皮膚炎など皮膚の病気、食べものへのアレルギー性疾患、子どもの発達障害、記銘力障害（新しく経験したことが覚えられない）など枚挙にいとまがなく、より掘り下げていけば、さまざまな病気に結びついています。

また、**副腎疲労が起こす症状とも重なる部分が大きい**ということも、覚えておいてください。

リーキー・ガットを予防、改善するために、具体的にどうすればよいかというと、まず**カンジタの餌になる糖分や炭水化物、とくに小麦をなるべく摂らない**ようにして、いわゆる兵糧攻めにすることが第一です。もちろん、それと並行して炎症の原因となる、さまざまなストレス源も遠ざける必要があります。のちほど詳しく述べますが、腸の粘膜を修復するオメガ3と呼ばれる油を摂取することなども有効といえます。

腸内に菌が大増殖!「SIBO」の危険性とは?

さきほども触れましたが、小腸はもともと無菌状態であることが、日本の医学界の大前提でした。菌がいるのは大腸で、ほぼ小腸にはいないといわれていたわけです。

しかし、リーキー・ガットの仮説がほぼ現実のものと立証されつつある中で、10年ほど前からアメリカでSIBO(シーボ)という症状が、本格的に研究されるようになりました。

SIBOとは「Small Intestinal Bacterial Overgrowth」の略で、小腸内細菌増殖症という症状です。文字通り、**小腸にいる菌が増殖して起こる病気**をいいます。

まず、小腸の中にも大腸菌やカンピロバクター、クレブシエラ菌などが住んでいて、それらの菌がよろこぶような生活習慣、つまり細菌の餌となる糖質や炭水化物を頻繁に摂っていると、**これらの菌が増殖して、小腸の粘膜を傷つけて**しまいます。

さらに、**粘膜だけでなく、小腸の管を蠕動運動させている細胞も一緒に傷つけられてしまう**のです。

この細胞たちが傷ついてしまうと、腸の蠕動運動が十分に行われず、中を通る食べものをスムーズに先に送ることもできません。また、腸の粘膜も傷ついているので、栄養の吸収も上手にできなくなってしまいます。

この結果、小腸内に食べものが詰まったり、栄養を吸収したあとのカスを大腸に送るはずが、まだ多くの**栄養が残っているものを大腸に送ってしまう**ことになります。

大腸には、もともと100兆個といわれる菌が住んでいて、簡単にいえば善玉菌や悪玉菌、日和見菌といわれるものがバランスを保って、共存しています。しかし、ここに栄養たっぷりのものが入ってくると、その菌たちが大よろこびしてそれを食べ、アッという間

小腸を蠕動運動させる細胞

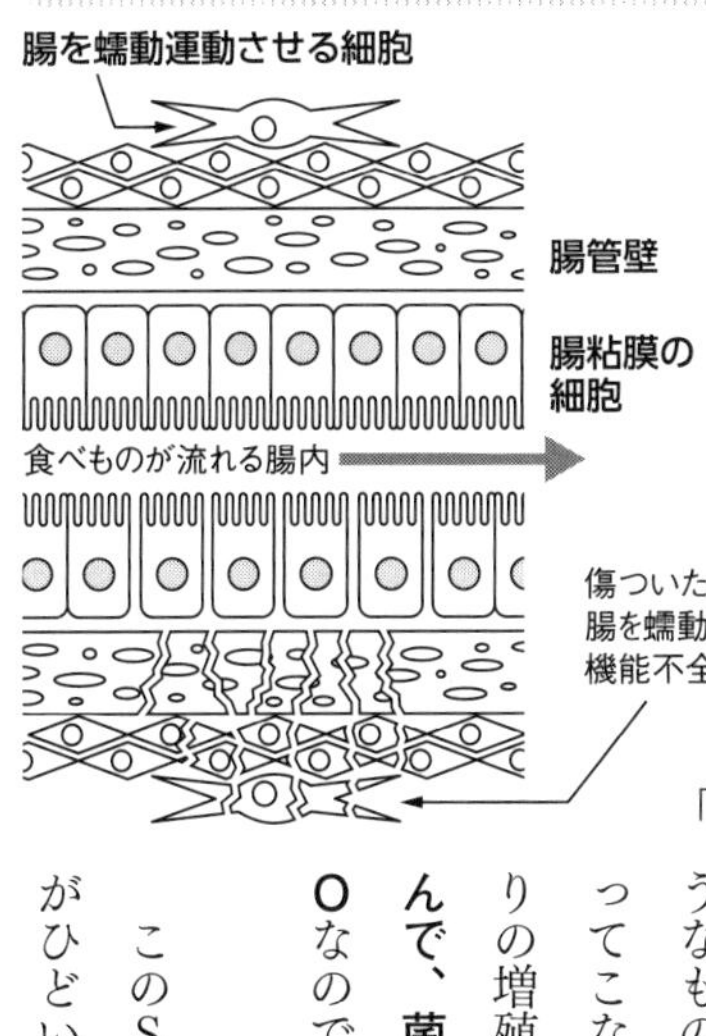

腸内の細菌が異常に増えると、腸粘膜だけでなく、小腸の管を蠕動運動させている細胞も一緒に傷つけてしまい、腸内の食べものを先にうまく送れなくなる。

「Nature.com」の資料を参考に作成

に、大増殖してしまうことになります。もちろん、その大増殖している中にはカンジタなどの悪玉菌がかなりの割合で、含まれています。

もともと小腸と大腸の間には、バルブのようなものがあって、大腸の菌たちが小腸に入ってこないようになっているのですが、あまりの増殖で抑えが効かず、**小腸に菌が入り込んで、菌だらけになってしまうのが、SIBO**なのです。

このSIBOになると、小腸の粘膜は炎症がひどい状態に陥りますので、やはりコルチゾールが大量に消費されることになり、副腎を消耗させてしまいます。

症状としては、お腹が張るとか、お腹の痛みが起こりやすくなり、チクチクして、便秘や下痢を引き起こします。また最近よく耳にする**逆流性食道炎の人の多くも、実はＳＩＢＯであることがわかっているので、**胸がムカムカするなども症状のひとつといえるでしょう。

またごぼうや海藻など食物繊維が豊富なもの、もしくは体にいいはずのオリゴ糖や乳酸菌を摂ると、かえってお腹が張って苦しいという方もＳＩＢＯの可能性ありです。

リーキー・ガットとともに、ＳＩＢＯは副腎の天敵的な症状であり、実際に副腎疲労を患っている患者さんの大部分が、リーキー・ガットかＳＩＢＯ、もしくはその両方を患っているのは事実です。

副腎ケアは、腸の炎症を抑えることからはじまるとお伝えしてきたのは、このふたつの症状がもたらす、副腎へのダメージが大変大きいものだからなのです。

過敏性腸症候群の約60％はＳＩＢＯ？

通称ＩＢＳと呼ばれる過敏性腸症候群（Irritable Bowel Syndrome）は、とてもやっかいな病気です。

大腸運動と分泌機能がおかしくなって起こる症状の総称ですが、患者さんは便秘や下痢、腹痛やお腹の張りに悩まされているにもかかわらず、病院で診察を受けても炎症などの疾患が認められず、**副腎疲労と同じように、最後は心の病**とされてしまい、心療内科や精神科に行かされてしまうこともしばしば。さまざまな薬を処方されても、ほとんど効かず、もちろん抗うつ剤も効果はありません。ないどころか、抗うつ剤の副作用で、さらに便秘がひどくなり……という、本当に気の毒な病気なのです。

しかし、アメリカでＳＩＢＯの研究が進められてみると、実はＩＢＳの約60％はＳＩＢＯではないか、といわれるようになりました。

というのも、ＩＢＳの患者さんが**ＳＩＢＯの治療を受けていたら、ＩＢＳが完治してしまった**という事例が複数報告されたのです。

最近では**アメリカ人の約15％がＳＩＢＯ**ではないか、ともいわれるようになり、大手製薬会社と大病院、大学がＳＩＢＯの研究を進めるようになったわけですが、そのおかげで、このように小腸で起こっている現象が、少しずつ見えるようになりました。

小腸は副腎疲労はもちろん、ＩＢＳやＳＩＢＯの治療のカギを握る、とても重要な臓器なのです。

太りやすい人は腸の炎症にご用心！

さきほど触れましたが、食事をすると、胃ではなく下腹がプクーッと膨れてしまう人が最近とても増えています。食べものはまず胃袋に入りますから、胃が膨れるのはわかりますが、もっと下の腸が膨れてしまうのは、おかしいですよね？

そんな経験がある方は、ＳＩＢＯの疑いあり！　ですから注意してください。

なぜ、食べてすぐ下腹が膨れてしまうのかというと、ＳＩＢＯによって小腸が菌だらけになっている場合、食物が胃から小腸に運ばれると、小腸にいる菌たちがガスを発生させてしまうからなのです。

こうなると、お腹がガスで張ってしまい、とにかく苦しい状態で、食事をするたびにその苦しみを味わうことになります。

そんな自覚症状がある方は、**ＳＩＢＯと副腎疲労を併せ持っている可能性**も少なくありませんので、注意してください。

また、太りやすい体質の方も要注意です。

なぜ太りやすいのか、そのメカニズムがわかれば、なぜ注意が必要か理解いただけると思います。

みなさんご存じの3大栄養素というものがあります。たんぱく質、脂質、炭水化物の3つです。

ここで問題ですが、この3つのうち腸での吸収が一番難しいのはどれかわかりますか？

答えは、たんぱく質です。たんぱく質は、アミノペプチダーゼなどの酵素を多数使って、分解、消化、吸収が行われます。つまり、お腹にトラブルを抱えていると、それだけでたんぱく質の吸収力は低下してしまいます。

残りのふたつ、脂質と炭水化物は比較的簡単に吸収できます。体調が悪い人、腸にトラブルがある人は、**たんぱく質ではなく、脂質と炭水化物**を好んで食べ、脂の形で体内に蓄積され、お腹周りに脂肪がつきやすくなります。

つまり、**太りやすいということだけで、腸にトラブルを抱えている**可能性があります。

たんぱく質の吸収が悪いということは、いろいろな不調を起こす原因となります。たんぱく質はアミノ酸に分解されて、腸から吸収されるのですが、幸せホルモンのセロトニンは、アミノ酸からつくられます。このセロトニンが不足すると、うつ症状が出るようになります。

さらにセロトニンからメラトニンがつくられることは第1章でも触れましたが、メラトニンは分泌が多くなると眠りを導き、少なくなることで目覚めを呼ぶホルモンですから、たんぱく質が不足すると不眠になりがちです。

副腎疲労の患者さんは、ほぼ例外なく腸にトラブルを抱えていらっしゃいますので、たんぱく質の吸収が悪い人がほとんどです。

つまり、不眠の症状が出るのは、むしろ当然のことですし、**うつ症状と不眠は、**併発しやすくなります。

副腎疲労をケアする順番としても、吸収しづらいという腸のトラブルを解決せずに、いくら高価なサプリメントを飲んでも、腸を素通りしてしまいますので、それこそお金をドブに捨ててしまうようなものです。

私たちのクリニックが「副腎疲労の治療は、腸のマネジメントから」とくり返しお伝えしている意味は、ここにもあります。

この3大栄養素の吸収の違いを知るだけでも、腸の炎症を抑える必要性はご理解いただけると思いますし、健気にバックアップし続けている副腎をケアしたい気持ちになれるのではないでしょうか。

腸のトラブルはダイエットの敵！

「摂取カロリーを減らしているのに、全然やせない……」

という女性は、大勢いらっしゃると思いますが、このような方も腸のトラブル、副腎疲労を疑ってかかった方がいいでしょう。

たとえば、1日1000キロカロリーしか摂っていないのに、まったくやせない人の体で何が起こっているのかといえば、それはコルチゾールの過剰分泌が間違いなく起こっています。

副腎疲労の人は、とても血糖値が下がりやすいのですが、血糖値が下がるたびにコルチゾールが出て血糖を上げる。でも、またすぐに下がって、さらにコルチゾールが……というアップダウンをくり返すということは、すでにお話ししました。

このとき、体は**究極の生命危機である「飢餓状態」を想定した、対応の準備**に入ってしまいます。ためられるだけ脂肪を蓄えて、

「食べなくても平気ですよ！」

という状況に、体をシフトチェンジしているのです。しかし、当然副腎には多大な負担がかかりますので、副腎疲労はどんどん進行します。

私自身、学生時代は甘いパンが大好きで、1日3食をすべてメロンパン1個ずつで暮らしていたことがあります。体重を気にしながら、甘いパンを食べるので、とにかくカロリーだけは少なくしようと、1日900キロカロリーで生活していたのですが、体はやせる

どころか、どんどん太っていきました。

あのままの生活を続けていたら、どんなに腸をボロボロにして、副腎を傷つけていただろうと背筋がひやりとします。

摂取カロリーが少ないのにやせないというのは、飢餓状態への対応にシフトした体が、とにかく**脂肪分を吸収して備えている**状態にあるからです。

太りやすい体質も、ダイエットでやせない体も、まずは腸の状態を見直して、その改善からはじめることが大切です。

私たちのクリニックに来ている患者さんは、初診時に太っていても、数カ月後に**副腎疲労が回復すると、それこそストンとやせる**方がいます。副腎をケアして健康になり、スリムなボディで美しくなれれば、一石二鳥ではないでしょうか。

便秘・下痢・胃炎が先か？　副腎疲労が先か？

便秘と下痢、それに胃炎との副腎疲労の関係性については、「鶏が先か、卵が先か」という感じで、どちらが原因でどちらが結果なのは、定かではありません。

しかし、それはどちらもあり得るという意味で、**便秘・下痢・胃炎が副腎疲労の引き金になる可能性はある**といってよいでしょう。

つまり、慢性的な便秘や下痢、胃炎が続く場合は、腸のトラブルと副腎疲労に目を向けてみるのは賢明だと思います。

また両方あるということは、「便秘・下痢・胃炎→消化・吸収のトラブル→副腎疲労→消化・吸収のトラブル→便秘・下痢・胃炎がさらに悪化→……」ということも、十分起こり得ると考えられますので、腸のマネジメントにはじまる生活習慣の見直しは、やはり有効と考えます。

胃炎と副腎疲労の関係については、薬の問題も考えられます。

たとえば、胃炎のときに胃薬を飲むことで、ビタミンBの吸収が悪くなり、さまざまな粘膜に障害が出ることがあります。その結果、目の粘膜に影響してドライアイになったり、唾液が出にくくなったりします。さらに腸の粘膜も傷つくことで、副腎疲労の原因にもなるのです。それとは別に、副腎疲労でコルチゾールが出にくくなる結果、傷ついた腸の粘膜を十分に修復できず、それが胃炎に拡大することもあります。

人間の体は、単純なものではありませんので、まだまだわからないこともあるのが現実ですが、便秘と下痢、胃炎が長期化する場合には、腸と副腎の状態を疑ってみて損はないでしょう。

日本人には日本人のための副腎ケアがある！

ここまで副腎疲労と腸の炎症との関係について、解説してきましたが、次章では具体的な生活習慣見直しのヒントについて、お話しします。

副腎疲労は、いまの日本ではまだほとんど知られておらず、病気とも認められていないため、どうしても治療法がアメリカ人に合った方法になりがちです。私たち夫婦も、夫・龍介が重度の副腎疲労にかかった経験があり、当時は藁をもすがる思いで渡米して、ジェームズ・L・ウィルソン博士の指導そのままに、治療と勉強を続けてきました。

しかし、アメリカで培った知識と経験のままに、開業した副腎疲労外来で臨床を続けるうちに、「これは日本人には向かないのかもしれない」という治療法がありました。

ここでは、実践的な内容に入る前に、日本人のための副腎ケアについて、まとめておきたいと思います。

ひとつ目は、ナッツの問題です。アメリカでは空腹を覚えたときに、ナッツを食べなさいと教えていますが、日本人の場合は、**アレルギーが出やすい**という問題点があります。これは西欧人と日本人の民族的な体質の違いといっていいでしょう。

しかし、その食べ方が正しく伝わっていないという点も無視できません。この場合、**アメリカ人がナッツを食べるのは3～4粒程度**なのですが、日本人には、

「ナッツは炭水化物じゃないから、いくつ食べても大丈夫！」

という極端な人が少なくなく、ナッツばっかり食べてしまう傾向があります。

また、ナッツに含まれる油は生成過程で酸化しており、腸の炎症を引き起こすことがありますので、いずれにせよ食べ過ぎには注意しましょう。

二つ目は、アメリカでは寝る前にピーナッツバターなど、糖分があるものを食べようと指導しています。これは、アメリカ人の副腎疲労患者には、寝ているときにコルチゾールが分泌されないことで低血糖を起こし、低血糖を起こすとアドレナリン、ノルアドレナリンが出てしまい、夜中に目が覚めてしまうためです。深夜の途中覚醒は、副腎疲労なので、寝る前に糖分を摂りなさいという教えです。

夫・龍介も、いわれた通りに続けていたのですが、胃腸を壊してしまう結果となりました。翌日、朝ごはんも食べられませんし、何より胸のムカつきがひどかったので、おすすめしません。

三つ目は、大豆の問題です。アメリカ人は、とにかく大豆を嫌います。米国では、遺伝子組み換えのものが多いという事情と、彼らの体質では大豆アレルギーを起こしやすいという、ふたつの理由から、あまり大豆を食べません。

日本人は、食生活に大豆製品、豆腐、しょうゆなどが根づいているので、摂取後に不快な体調がなければ、あまり気にしすぎなくてよいでしょう。

最後は、**がんばり過ぎない**ことでしょう。

そもそも副腎疲労を患う人は、なんでも１００点を目指すような勤勉で、まじめな性格の方が多いのです。

ですから、自分が副腎疲労だとわかるといろいろな情報を集めて、勉強して、完璧にこなそうとする人が少なくありません。

「いい野菜がないから、畑を買って、自分でつくろうと思います」

という、すごい人もいらっしゃいます。実は、副腎疲労の治療の上では、この完璧を求める姿勢も、いいとはいえないものです。だから、私たちはいつも患者さんに、

「60点を目指しましょう！」

とお声掛けするようにしています。副腎ケアといっても、その内容は生活習慣の見直しですから、気楽に楽しむつもりで続けてみてください。

第3章

今すぐ改善！
実は副腎を傷めている
NG習慣を見直そう！

これまで副腎とはどんな臓器か、副腎疲労とはどんな病態で、どんな症状が出るのかということについて詳しく解説し、その副腎疲労を治すためには、まず腸のマネジメントをすることが大切というお話をしてきました。

くり返しになりますが、腸のマネジメントとは、ずばり食生活の見直しです。

「何をどのように食べるのか？」

ということで、副腎ケアのすべては決まってしまいます。

副腎疲労の視点で考えると、みなさんが**普段、ときに健康のためにと思って続けている毎日の習慣が、実はNG習慣だったということがしばしば**あります。

ありがちなNG習慣について、これから15の例を挙げてお話ししていきますが、ひとつ忘れないでいただきたいのは、あくまで達成目標は「60点を目指しましょう！」という点です。副腎ケアとしては**NGとされた食べものも、ときには食べてもOK**です。がまんし過ぎは、副腎を疲労させるストレスになります。

成功させるポイントは、**ＮＧとされた食べものを漫然と毎日食べない**ことです。外食などで、選べないときは、できる範囲でかまいません。

それでは、副腎ケアの観点から、ついやってしまいがちな食生活と生活習慣、その改善ポイントについて、ご紹介します。

NG習慣 1　忙しいときにお腹が空いたらパンを食べる

パソコンのキーボードを叩きながら、サンドイッチや菓子パンを食べているＯＬさんというシーンは、どこの会社でも日常茶飯事のことだと思います。

朝の忙しい時間もしかりで、トーストをかじりながら「行ってきまーす！」と家を出る高校生というドラマの朝のワンシーンも目にします。

私自身、学生時代には大好きなメロンパンだけで過ごしていた時期があるとお話ししましたが、実は副腎疲労の観点からは、最悪のＮＧといえます。

その原因は、グルテンです。小麦粉に水分を加えて、こねていくと強い粘りを出しますが、あの粘りをつくり出しているのがグルテンです。

なぜ、最悪のＮＧであるかというと、リーキー・ガットやＳＩＢＯの原因となる**カンジタなどの菌にとって、このグルテンは最高の餌**になってしまうからなのです。

トップ・プロテニスプレイヤーや一流アスリートの中にも、**小麦粉を使った食品を食べないようにするグルテンフリー**の食習慣を推奨・実践している人は増えています。

最近では、グルテンフリー食品が日本でも増えています。

パンだけでなく、日本人の大好きなうどんや、ラーメンなどの中華麺も同じことで、常食していれば、カンジタなどの悪い菌が大増殖して、腸の粘膜を傷つけてしまいます。夕飯で食べれば、寝ている間もコルチゾールを浪費してしまいますし、３食食べていれば、１日中知らず知らずのうちに副腎を酷使することになります。

さらに、小麦を使った食品は、慢性フードアレルギーにもなりやすいものですので、副腎疲労の進行を早めてしまうのは間違いありません。

反面、副腎疲労を患ってしまった患者さんでも、**グルテンフリーの食生活に変えただけですぐに治ってしまう**人は少なくありません。

パン、うどん、ラーメンなどが大好きな方は、米粉のパンやめん類を試してみてください。モチモチとした食感でおいしく、苦なくグルテンフリー生活がつづけられます。

また小麦粉やパン粉を使った揚げもの、市販されるルーを使ったカレーやシチュー、スナック菓子などにも、グルテンは含まれていますので、注意が必要です。

NG習慣2　パスタとコーヒーがランチの定番

パスタにもグルテンは多く含まれていますので、副腎ケアの観点からはなるべく避けたい食べものといえます。

また別の意味で、コーヒーも副腎には悪い影響を与えてしまいます。

問題となるのは、カフェインです。**カフェインは副腎を刺激して、コルチゾールの分泌を促し**ます。一見、いいことのように思えますが、一種のカンフル剤として、一時的な効果を生み出しているだけで、副腎にとっては無理やり働かされている状態になりますので、カフェインの効果が切れるとコルチゾールの出が悪くなり、**すぐにひどい疲労に苛まれてしまう**ばかりか、副腎疲労も進行してしまいます。つまり、パスタ（グルテン）とコーヒーのセットは、副腎にとってはダブルパンチとなるのです。

注意したいのは、カフェインとの決別の仕方です。

さきほど触れた通り、体の中でカフェインが切れるとコルチゾールが出なくなってしまうので、突然ゼロにするのは得策ではありません。

1日に飲む回数を徐々に減らしたり、その濃さを薄くしていくなど、そのほかの副腎ケアと並行しながら、**ゆっくりと遠ざけていくとよい**でしょう。

カフェインは、コーヒーだけでなく、緑茶や紅茶、コーラ、栄養ドリンクなどにも含まれていますので、注意してください。

NG習慣 3 三度の食事に白いごはんは欠かさない

日本人にとって米食の習慣があったことは、副腎ケアを考える上ではラッキーであったと思います。というのも同じ炭水化物でも、米はグルテンフリーで、リーキー・ガットの原因となるグルテンが入っていないからです。

それでも、三度三度の食事に白米のごはんを食べることは、やはりおすすめできません。白いごはんは、**糖質を多く含み、血糖値を急激に上げて**しまいますので、常食すると、どうしてもコルチゾールをたくさん使ってしまいます。

また、腸に住んでいるカンジタなどの悪い菌に、糖質という餌をあげてしまうことにもなりますので、毎食食べるのは避けた方がいいでしょう。

さらに、みなさんにここで一度考え直していただきたいのは、**主食は必ずしも食べなければならないものではない**ということです。

世界的には、主食という考え方はなく、食事に際しては、パンやごはん、麺類などの炭水化物を絶対食べなければいけないと考えている国はありません。

アメリカでいえば、健康志向の人にとって、**グルテンフリーにはじまる炭水化物を食べない考え方は、極めて普通の食生活スタイル**といえます。

「白いごはんさえあれば、大丈夫!」

という考え方は、日本においても少々古いといえそうです。とはいえ、私たち日本人にとって、炊き立ての白いごはんというものは、何よりのご馳走です。

ご馳走ならご馳走らしく、本当に食べたいときにだけ食べる、という付き合い方をするほうがベストでしょう。

NG習慣 4 毎日ヨーグルトと牛乳を欠かさない

毎日ヨーグルトを食べたり、牛乳を飲んだりしている人は多いと思いますが、これもおすすめできません。

その理由は、ヨーグルトや牛乳、バター、チーズなどの乳製品に含まれるカゼインというたんぱく質にあります。

カゼインを多く含む乳製品は、**アレルギーを誘発する可能性が高く、慢性フードアレルギーにもなりやすい**食品ですので、常食向きではありません。

もともと遺伝的に乳糖を分解するのが苦手な体質である、私たちアジア人は普段から距離を置いて、本当に食べたいとき、飲みたいときに、いわば嗜好（しこう）品として少量楽しむ程度にした方がよいでしょう。

また、豆乳や豆乳製品で代用するのもおすすめです。

NG習慣 5 太りたくないので油は極力摂らない

かなり多くの人が「油は悪」と考えているようですが、これはまったくの間違いです。

また、単純に「油を摂れば太る」と考えてしまうのも誤りです。

副腎ケアの視点でいえば、**油にはいい油と悪い油があり、悪い油を摂ると太るが、いい油を適量摂れば太らない**というのが正しいといえます。

第一に、この本の主役であるコルチゾールは、脂肪の一種であるコレステロールからつくられるホルモンですので、脂質をまったく摂らなければ、コルチゾールを生産することができません。

つまり、**脂質をしっかり摂る食生活こそが、副腎ケアの肝要**になるともいえます。

しかし、悪い油を摂れば、太ってしまうばかりでなく、腸を傷つけてしまいますので、副腎疲労は進んでしまいます。

のちに詳しく解説しますが、いい油とはオメガ3系の油ということになります。

NG習慣 6 魚は食べない or 大きな魚ばかりで小魚を食べない

魚を食べないのは、まったくのNGです。

肉はもちろんですが、魚にも良質なたんぱく質がたくさん含まれています。しっかり食べて、腸からアミノ酸として吸収することで、セロトニン、メラトニンなどのホルモンを生産しなければ、うつ症状が出たり、不眠症になったりする可能性があり、副腎疲労の方には、特にすすんで食べていただきたい食品です。

もちろん腸にトラブルがあり、**たんぱく質の吸収力が下がっている方は、1日3食の中で少しずつ食べる**など工夫は必要ですが、すすんで食べるようにしてください。

もうひとつ、副腎疲労のケアにとって、魚には重大な利点があります。それは、魚の脂、フィッシュオイルです。こちらも、のちほど詳しく解説しますが、**フィッシュオイルもオメガ3に含まれる良質の油**で、副腎疲労の治療に用いられるサプリメントにもなっているほどです。

腸の炎症を抑えてくれる働きをしてくれるばかりか、代謝を促し、体脂肪の蓄積を抑える働きがあります。お腹にトラブルがある方には、おすすめです。

このフィッシュオイルを毎日摂るようにしただけで、SIBOなどの症状が治ってしまったという方も少なくありません。

しかし、魚選びには注意したい点もあります。

たとえばまぐろやかじきまぐろなどの大型魚には、多くのフィッシュオイルが含まれている反面、有害な重金属が含まれている可能性も否定できません。

四大公害病のひとつとして、世界的にも有名な水俣病の悲劇は、メチル水銀という重金属が魚に蓄積して、それを食べた人が発症してしまったものです。

重金属の蓄積は、「海中→プランクトン→小魚→中型魚→大型魚」という順番に蓄積されていきますが、後者になればなるほど、濃縮された形で蓄積します。

つまり、**生態系の頂点に近い魚ほど、重金属を多い割合で含む**危険が増してくるわけです。私たちもまぐろは大好きな魚ですが、大型魚はたまの楽しみとして食べることにして、日常はいわしやあじなどの小魚を中心にいただくことにしています。

NG習慣 7 菜食主義などを実践して、肉、魚は食べないようにしている

私たちは、これまでたくさんの患者さんの遺伝子検査をしてきましたが、その結論としていえるのは、日本人が**菜食主義、ベジタリアンになる必要性は、健康面だけでいえばほとんどなく、むしろ危険がある**といわざるを得ません。

その理由ですが、第一に肉のレバーや魚卵、うなぎなどに多く含まれる葉酸やビタミンB_{12}などのビタミンB群の吸収障害のある人が、多いからです。

そんな体質の人が、肉食を拒否して菜食主義を実践しても、体にいいわけがありません。

最初に菜食主義、ベジタリアンといい出したのは、インド人の方々です。実はインド人の中には、民族的に、肉を食べるとアンモニア値が上がり、精神的なトラブルをきたしてしまう体質の方がいらっしゃることが、経験の蓄積の上でわかっていました。

そこで、肉を食べずにたんぱく質を豆などから摂り、野菜だけを食べざるを得ない方々が存在していた、というのがそもそものベジタリアンの起こりといわれています。

日本人には、健康面だけでいえば、必ずしもベジタリアンや菜食主義になる必要はありません。

むしろ、副腎疲労を患っている方には危険ともいえるものですので、肉や魚を上手に食べて、必要となる栄養素をしっかり摂取していただきたいものです。

NG習慣 8 ファーストフードやコンビニの惣菜、カット野菜をよく食べる

日本人がベジタリアンになる必要がない理由として、さきほど葉酸などのビタミンB群の吸収障害を挙げました。

マクロビオティックなどを実践している方々からは、「野菜にも葉酸やビタミンBは、豊富に含まれているはずだ」という反論があると思います。

それは確かにごもっともな意見なのですが、正確には「含まれている」ではなく、「含まれていた」ということになります。

マクロビオティックは、桜沢如一さんが1928年頃に創始したものとされています。

その頃の野菜は、ビタミンBはもちろん、そのほかの栄養素がたっぷり入ったものばかり

だったのですが、いまでは土壌や農業が様変わりしていて、野菜に含まれる**栄養素の割合はどんどん減っている**のが現状です。

数十年前であれば、野菜だけで生活しても、大丈夫だったのかもしれませんが、**いま一般に流通している野菜を使って同じことをすれば、必要な栄養素が欠乏してしまう**可能性が少なくありません。

ファーストフードやコンビニエンスストアは、大変便利ですが、そこで売られているサラダやカット野菜ばかり食べているのは、NGといわざるを得ません。

衛生的な側面における品質管理の必要性から、これらのサラダやカット野菜に使われる野菜は、過剰に洗浄されていると考えたほうがいいでしょう。

また野菜は土から離れて、水洗いされ、カットされた瞬間から酸化していきます。

食感としては、パリッとしていて、見た目も美しい野菜かもしれませんが、必要な栄養素の補給としては、少々頼りない面は否めません。

野菜は切られていないものを丸ごと購入して、自分で料理するのが一番です。調理に自信のない方は、きゅうりやトマト、ピーマンなどを洗って塩を振り、そのまま食べるのもよいでしょう。

見た目だけ美しい野菜よりも、はるかにおいしくて栄養満点ですので、おすすめです。

NG習慣 9 ドライフルーツをよく食べる

仕事中の間食などで、ドライフルーツをつまんでいる女性をよく見かけますが、ものによってはNGです。

ドライフルーツは、水分を抜かれており、天然由来の**果糖といえども糖分がギュッと圧縮されていますので**、もはや砂糖そのものという商品も少なくありません。

そのようなものは、**食べた瞬間に血糖値が跳ね上がり**ますので、調整役のコルチゾールが大量に消費されます。

副腎疲労の方はもちろんのこと、炭水化物中毒の傾向がある方や腸にトラブルがある方も、避けたほうが無難です。

それでもドライフルーツを選ぶなら、パインやプルーンなどの甘味が強いものではなく、ブルーベリーやイチジクなど、甘さ控え目なものにしてください。

もしくは、ドライフルーツだけを間食にするのではなく、糖分の少ないほかの食べものとローテーションするなどの工夫が必要です。

NG習慣 10 極力減塩を心がけている

減塩は、高血圧の人には必要なことといえますが、副腎疲労の人であれば、むしろNGな場合が多いといえます。

実は高血圧の人でも、減塩が必要なのは4人にひとり程度で、残りの3人には効果がないことがわかっています。これは、ナトリウムの感度には個人差があって、人によっては減塩をしても、高血圧を改善することができないからです。

また、副腎疲労の結果、高血圧になる方もいらっしゃいますが、どちらかというと少数派で、副腎疲労の患者さんは、むしろ低血圧気味の人の方が多いので、塩分は適量を摂るべきといえます。

副腎皮質からアルドステロンというホルモンが分泌されますが（29ページ参照）、これはナトリウムの再吸収をする働きを果たしています。コルチゾールも、このアルドステロンと似た仕事をしているのですが、副腎疲労の患者さんはコルチゾールの不足している人が多いので、当然塩分の再吸収が上手ではありません。

つまり、**積極的に摂取しないと、ナトリウム不足に陥りがち**なのです。

そのような患者さんには、朝に塩水を飲んだり、間食として梅干しを食べることをおすすめしていますが、その際には、

「おいしいと思ったら、続けてください。おいしくなくなったら、やめてください」

とお話しするようにしています。

ナトリウムが不足気味のときには、梅干しなどがおいしく感じられるのですが、ナトリウムが足りてくると自然にしょっぱく感じるようになり、おいしく感じられなくなるものです。つまり、自分の体が発しているサインである「味覚の変化」さえ見逃さなければ、塩分の摂り過ぎにはなりません。

また**副腎疲労の患者さんには、特に塩分が必要となる季節がある**のです。

それはだいたい5～6月頃で、冬の体から夏の体へと体質が移行するシーズンで、副腎疲労の人は、特に塩分をうまく吸収することができません。

現在でも、この時期、夫の龍介は外出時に塩を持ち歩くようにしています。

どんな塩や、梅干しを選ぶかということも重要です。

日本高血圧学会は「1日6グラム未満」となるように、減塩した食生活を推奨していますが、実はこの数字の根拠となっているのは、完全な塩化ナトリウムを塩分として摂った場合の学術論文です。マグネシウムなどのミネラルが入った天然塩では、それほど高血圧になるわけではないのです。

塩専売制度下にあった時代の「塩化ナトリウムそのもの」の塩であれば、すぐに血圧は上がってしまいますが、現在さまざまな種類が販売されている、**ミネラル豊富な海水塩や岩塩などの天然塩であれば、過敏に減塩する必要はない**でしょう。

具体的な例を挙げると、海水塩によく入っているマグネシウムには、血管を拡張する作用があるので、むしろ血圧を下げるという論文も発表されているほどです。

梅干しも減塩のものなどはカビがつきやすく、防腐剤などの食品添加物がたくさん入っていることが多いので、昔のおばあちゃんの梅干しのように、梅と塩、赤じそなどだけでつくられた自然なものを選ぶようにしてください。

✕ NG習慣 11 晩酌は欠かせない。特にビールが好き

飲酒は必ずしも否定はしませんが、休肝日なしで、毎日晩酌を欠かさないのは、やはりNGです。

その理由は、体内でアルコールを分解するときに、本来傷ついた神経を修復するために必要となるビタミンB_{12}をたくさん使ってしまうので、**飲酒を続けていると神経に炎症が起こってしまい、それを抑えようとコルチゾールが使われてしまう**からです。

お酒の飲み方としては、糖質を含まない焼酎やウオッカ、ジン、ラム酒などの蒸留酒を選ぶのがベストです。

日本酒やワインにも同じ傾向はあるのですが、**ビールの飲み過ぎは特に危険**です。

ビールは血糖値の上がり方が急で、飲むとすぐに上がります。すると、それを抑えるた

めにインスリンが分泌されて血糖が下がりますが、すぐにまたコルチゾールやカテコールアミンによって血糖が上がって……というくり返しになり、**副腎疲労を進行させるだけでなく、糖尿病にもなりやすい**ものです。

暑い季節のビールは格別ですが、くれぐれも飲み過ぎには注意してください。

ビールがダメなら……と、最近流行している「糖質ゼロ」をうたった第3のビールやノンアルコール・ビールを飲む人がいますが、副腎疲労の方にはおすすめしていません。

これらの飲料を飲むと、**味覚では甘味を感じているのに、血糖値が上がらないため、脳が混乱**してしまうといわれています。

脳は、血糖値が上がると気持ちよく感じるのですが、糖質ゼロのこれらを飲むと、「あれ⁉　甘いものが入ってきているはずなのに、気持ちよくないぞ！」というふうに感じてしまい、より糖分を欲するようになって、ほかの食事などで、余計な炭水化物などの糖質を補うことで、血糖値を上げて、脳の混乱を解消しようとするのです。また人工甘味料には、遺伝子組み換えの材料が使われるケースも多いので、注意が必要です。

同じように、ゼロカロリーを売りにしている商品も散見されますが、最近発表された複数の学術論文では、糖質ゼロと同じ理由で、ゼロカロリーのほうがダイエットできないというデータも示されていますので、どうしてもビールが飲みたいときには、むしろ潔くビールを飲むというほうが賢明かもしれません。

NG習慣 12 日常的に胃腸薬や痛み止めを服用している

テレビCMでは、よく「胃酸の出過ぎ」という言葉を耳にしますが、世界的には、むしろ**日本人は胃酸が少ない民族として有名**です。にもかかわらず、胃酸を抑える薬は山のように商品化されていて、多くの人が利用しています。

胃酸が出ないのに、胃酸を抑える薬を使っている日本人……というのは、アメリカ人の医師にとっては、とても奇異なこととして受け止められています。

胃酸を抑えると、カンジタなどの悪い菌を殺すことができませんので、小腸に菌が増え、ＳＩＢＯになりやすく、リーキー・ガットの危険も迫ります。

逆流性食道炎も、胃酸を抑えてしまった結果、消化ができなくなり、未消化の食べ物が増え、ＳＩＢＯによってガスが発生し、ゲップや胃もたれ感に悩まされます。

85ページでご紹介したリーキー・ガットの図解の中で、腸粘膜を傷つける5つの原因に「薬」というものがありますが、頭痛、生理痛などを抑える痛み止めが、その最たるものであることは覚えておいてください。

最近は「ちょっと頭が痛くて、仕事にならない」などといって、割と簡単に痛み止めに頼ってしまう人が多いのですが、仮に**痛みを抑える薬で頭痛が楽になったとしても、小腸では大切な粘膜が傷ついてしまいます。**薬を飲んだあとは、必ず小腸のケアを考えた生活習慣を送ることでフォローするようにしましょう。

NG習慣 13 化学物質入りの消臭・芳香剤、合成洗剤、シャンプー、歯磨き粉 or ドライクリーニングをよく利用する

清潔であることは大切なことですが、これも度が過ぎると副腎を疲労させる結果になります。

潔癖過ぎるあまりに、1日に何度も市販の消臭・芳香剤をシュッシュッとまき散らしているのは、完全にNGです。さらにコロナ禍で、行きすぎた消毒を見かけることが増えました。市販の消臭・芳香剤には、**化学物質が多く含まれていますので、清潔になるメリットよりも体に毒を入れてしまう危険**のほうが大きく、そのストレスに対してコルチゾールをたくさん分泌しなければならず、副腎疲労は進んでしまうでしょう。

私たちの家庭では、休日に自然の多い地方に遠出して、家族みんなで土をいじったり、動物に触れたりして、特に子どもたちには、免疫が適切に育つように、意識的に機会をもつようにしています。

血液中にある白血球には、好酸球と呼ばれるものがあって、昔は体外から侵入する寄生虫などに対して働く役割をもっていましたが、現在では「アレルギー担当細胞」と呼ばれていて、文字通りアレルギー症状を起こすものとして、人体に影響するようになりました。

その結果、好酸球性の胃腸炎や肺炎などの病気が増えてしまいました。

これは日本人が清潔になり過ぎて、好酸球の働く場所がなくなってしまったことで、好酸球が過剰にアレルゲンに対抗するようになってしまった結果ともいわれています。

過度な清潔環境や洗浄をもたらすもので、強力な化学物質を用いたものは、ほかにも合成洗剤やシャンプー、歯磨き粉、ドライクリーニングなどがありますが、**不自然にきれいになり過ぎることは、人間にとっては免疫に負担をかけてしまいます。**

食品以外でも、身の回りにあるものは、なるべく自然なもの、自然由来のものだけを使うように心がけてください。

NG習慣 14 几帳面でまじめな性格である

私たちがお世話になっている副腎疲労研究の第一人者、アメリカ人医師のジェームズ・L・ウィルソン博士は、よくこんなことをいいます。

「サムライ魂は、副腎疲労そのものだ」

日本人である私たちには、かえってサムライ魂というものがよくわからないのですが、おそらく彼は、勤勉でまじめ、自分のことよりも他人のために生き、オーバーワークを黙ってこなし、いいたい本音も口にしない日本人の姿をみていると、

「みんな副腎疲労になってしまうぞ！」

といいたくなるのだと思います。

必ずしも彼の見方は、真の日本人の性質をいい当ててはいないかもしれませんが、「自分がいないと、仕事が回らない……」と思い込んで、ひとりで仕事を背負い過ぎるような人が、日本では珍しくありませんし、実際、私たちのクリニックにいらっしゃる患者さんの中にも少なくありません。

つまり、**几帳面でまじめな性格はいいけれども、それも度が過ぎるとNGになる**、ということでしょう。

NG習慣 15 精神的な緊張が続き、体も酷使する or シフト制の職種である

精神的な緊張も、肉体への酷使も強いられる仕事、また早番、遅番など昼夜を問わない

シフト制の仕事をされている方は少なくありません。

それがNGであるかというと、確かに副腎疲労的にはよくないといえますが、こればかりはすぐに辞めるという解決策をとることは、なかなか難しい問題です。

実は、私たちが開業した頃にいらっしゃった**患者さんの約半数は、同業のお医者さんや看護師のみなさん**でした。いまでも2〜3割は占めていますので、医療関係者は副腎疲労になりやすいといえるでしょう。

専門が何かにもよりますが、少なからず患者さんの命を預かる職業ですし、24時間体制の救急医療もあります。

同業のみなさんは、医療に限界があることも身に染みてわかっているので、

「薬が効かない……。おかしいな……」

と感じることができるのも、副腎疲労外来にたどり着くことにつながっていると思います。

職種を問わず、副腎疲労を進行させやすい職業・立場であるからといって、誰しも簡単に辞めるわけにはいきません。**辞めるわけにはいかない以上、しっかり副腎ケアをしなければいけない**ということになります。

患者さんの中で、**最も副腎疲労が治りにくいのは、シフト制の職業**の方です。

あまり強くはいえませんが、もしあなたがシフト制の仕事に従事していて、重度の副腎疲労に苦しまれているならば、命を守るために、転職や定時である部署への異動などをお考えになるべきかもしれません。

私たちの患者さんの中で、10年間不妊治療をしていた女性がいますが、副腎疲労の治療のために介護士の仕事を辞めた直後、彼女はすぐに妊娠しました。

それだけ、**昼夜を入れ替えて不規則に働くということは、多大なストレス**を受けているということです。

本当に追い詰められてしまいそうなときは、異動や転職という術（すべ）を駆使しても、命を守らなければならないこともあるでしょう。

第4章

今日からはじめる副腎ケアに効く14の習慣

副腎ケアの基本は、腸のマネジメント、つまり食習慣の見直しとなります。
ここでは、副腎の健康を保つために、どんなものをどのように食べるべきかを中心に、その14のポイントを解説します。

副腎ケア習慣 1 1日3食習慣で、たんぱく質を少しずつ、ゆっくり吸収しよう！

副腎疲労の患者さんは**腸からの吸収が悪い状態にある**ということを前提に、**食生活を再構築する必要**があります。

そこから考えると、**理想的には1日3食。本当に吸収が悪い人は、さらに4食、5食に分けて、少しずつ食事をする**とよいでしょう。食事の回数が多いからといって、食事の全体量を増やす必要はありませんので、その点は誤解なさらないでください。

特にたんぱく質は、3大栄養素のうちで最も吸収のしづらいものでありながら、人間の体をつくるための大切な材料であり、腸の炎症した部分の修復にも必要なものですから、副腎の疲労を回復し、その健康を保つために大切なものです。体調的に問題がなければ、朝食で少しの肉や魚を食べるのもよいと思います。

もちろん、食べて気持ちが悪くなったり、無理をしないと食べられない場合は、昼食や夕食で補えば大丈夫です。

また、副腎疲労の人は血糖値がすぐに落ちやすいので、食事の間が開き過ぎると低血糖でふらついてしまったりすることがあります。

その際にも、食事の回数を増やして、少しずつ摂る方法は有効です。

どうしても、朝食を食べるのがつらいという方は、野菜ジュースだけで済ませても結構です。ただし、多少面倒でも**市販の野菜ジュースは避け、自分で野菜を切って、ジューサーやミキサーでつくる**ようにしてください。

なぜならば、市販の野菜ジュースは糖質が多く、血糖値が急激に上がってしまいますので、副腎疲労の方には向いていません。

ジューサーとミキサーのどちらがよいかは、その人の体調によります。

少々高価ではありますが、スロージューサーは食物繊維をとり除いてくれるので、腸の吸収にトラブルを抱えている、副腎疲労の方には向いていると思います。

ミキサーは食物繊維が残るので、便秘症状がひどい方は、お腹が苦しくなる可能性がありますので、注意してください。

副腎ケア習慣 2 空腹を感じたら、血糖値が上がりにくい食べもので、間食しよう！

空腹を感じたときには、やせ我慢をしないで、血糖値が上がりにくいものをちょっぴりつまむ、という習慣にするとよいと思います。

再三のくり返しになりますが、副腎疲労の方は急に血糖値がグンと上がると、そのあとすぐに下がってしまいますので、くれぐれも糖分が高いスイーツや炭水化物を間食にしないようにしてください。

副腎疲労の方の間食として向いているのは、**梅干しや漬けもの、ピクルス、野菜スティックなど**です。

お勧めの方は少々面倒かもしれませんが、お弁当のほかにもうひとつ、間食用のタッパーなどを用意して、食べやすくカットしたこれらのものを詰めておき、会社の冷蔵庫などに保管して、空腹のたびにちょっぴりつまむとよいと思います。

同じように果物を切って、持っていくのもよいでしょう。

副腎疲労の方は、**午後3〜4時頃にコルチゾール濃度が低下**しがちで、急に元気がなくなってしまったりします。そうなってしまう前に、果物のビタミンやミネラルを補給しておくと防ぐことができるでしょう。

プロテインバーもおすすめです。

私自身も診察の合間によく食べますが、**たんぱく質の補給にも向いていますし、血糖値も上がりにくい**ので、重宝しています。

最近はコンビニエンスストアにも、いろいろな種類のものが並ぶようになりましたが、やはりグルテンフリーで、糖質の少ないものがよいでしょう。

さらにレシピサイトでは、グルテンフリーのプロテインバーレシピまで紹介している場合もありますので、料理のお好きな方は手づくりしてみてもよいかもしれません。

副腎ケア習慣 3 カラフルな食事で、ファイトケミカルを豊富に摂ろう！

ファイトケミカルとは「植物がもつ自然の化学成分」をさしますが、いろいろな野菜のもつ、さまざまなファイトケミカルを摂取することで、がん予防にも効果のある抗酸化作用をはじめとして、抗アレルギー作用、肝機能の保護、血圧や血糖の調整などに役立ち、副腎はもちろん、体全体によい影響を与えます。

ファイトケミカルは、5大栄養素であるたんぱく質、脂質、炭水化物、ビタミン、ミネラル、それに次ぐ食物繊維に並んで、最近では「第7の栄養素」とも呼ばれます。

ファイトケミカルは、それぞれの野菜の色素成分が集まる皮に集中していますので、無農薬・有機栽培の安全な野菜を買って、皮ごと調理したり、丸ごと食べるのが理想的ですが、難しい場合は、とにかく**色とりどりの野菜を食べれば、十分効果が望める**と思います。

うちの食卓では、**とにかく旬の安い野菜をたくさん食べる**というスタイルで、ファイトケミカルの恩恵にあずかっています。

確かに無農薬・有機野菜を丸ごと食べるということができれば申し分ありませんが、旬を迎えて安くなっている野菜をたくさん食べれば、少なくとも60点以上の効果はあります。

主なファイトケミカルについては左の表にまとめましたが、あくまで参考程度に眺めていただければ結構です。**完璧だけを求めずに、できる範囲で効果を得られれば、十分な副腎ケア**となりますので、難しいことは考えずに、楽しんで野菜をモリモリ食べるようにしてください。

また、左の表にもいくつかありますが、パセリやにんにく、コリアンダーなどの香味野菜、唐辛子やコショウなどの香辛料には、毒素を体外に排出するデトックス効果がありますので、大いに食べるようにしましょう。

ただし、腸のトラブルがひどい方は毒素を上手に排出しきれずに、毒素が詰まって、その出口がなくなってしまうことがありますので、解毒よりも腸のマネジメントを最優先にするようにしてください。

いろいろなファイトケミカルと期待される健康効果

赤	リコピン	カプサンチン
	トマト、にんじんなど	唐辛子、赤ピーマンなど
	がんや血管病の予防、 アレルギー性疾患の抑制など	がんや血管病の予防、 HDLコレステロール(善玉)の 増加など
オレンジ	プロビタミンA	ゼアキサンチン
	ほうれんそう、小松菜など	ほうれんそう、ブロッコリーなど
	がんの予防、 コレステロールの調整など	がんの予防、加齢による 目の病気の予防改善など
黄	フラボノイド	ルテイン
	たまねぎ、パセリなど	ほうれんそう、ブロッコリーなど
	血管を丈夫にして、 血行を促進するなど	がんや血管病の予防、 加齢による目の病気の 予防改善など
緑	クロロフィル	
	ほうれんそう、にら、春菊、モロヘイヤ、海苔など	
	がんの予防、コレステロールの調整など	
紫	アントシアニン	
	なす、紫キャベツ、赤じそなど	
	加齢による目の病気の予防改善、高血圧の抑制、 肝機能を守る作用など	
黒	クロロゲン酸	
	じゃがいも、さつまいも、ごぼう、なすなど	
	がんの予防、血圧や血糖のコントロール、肥満の予防改善など	
白	イソチオシアネート	硫化アリル
	キャベツ、カリフラワーなど	ねぎ、たまねぎ、にんにくなど
	がんの予防、 コレステロールの調	がんの予防、高血圧の抑制、 抗菌、血液サラサラなど

副腎ケア習慣 4
ナトリウム食材とカリウム食材のバランス感覚を身につけよう!

体内におけるミネラルとしてのナトリウムとカリウムは、シーソーのようなバランス関係にあります。

カリウムには、体内のナトリウムを排出する効果がありますので、適度に摂っていれば、ナトリウムの摂り過ぎを予防してくれます。

しかし、くり返しになりますが、副腎疲労の人はもともとナトリウムが不足がちの方が多いので、ナトリウムを摂ることなく、カリウムを含む食べものを摂り過ぎると、ナトリウムがさらに不足することになるので、注意が必要です。

ナトリウムを含む塩分を摂り過ぎたように思えるときには、カリウムが豊富な食品を積極的に摂り、またカリウムをたくさん摂ったときには、しっかり塩分を摂るといったように、**バランス感覚を身につけるとよい**でしょう。

ナトリウムは主に塩分の強い食材に多く含まれ、カリウムは野菜や果物、豆類に豊富に含まれています。

カリウムの多い代表的な食品は、パセリ、ほうれんそう、にんにく、モロヘイヤ、アボカド、バナナ、キウイフルーツ、海藻、大豆、納豆、きゅうりなどの糠漬け、さつまいもなどです。

副腎ケア習慣 5 油はオメガ3系・オリーブオイル・ココナッツオイルにしよう！

脂質については、おすすめなのが、オメガ3系のオイルです。

常温でも固まらない不飽和脂肪酸の一種で、魚の脂肪（フィッシュオイル）や亜麻仁（あまに）

油、えごま油、しそ油などがオメガ3系に分類されます。

オメガ3系は、**一言でいえば「腸の栄養になる油（脂）」**になります。**腸の炎症を抑えて、腸を癒す**油なのです。

傷ついてしまった**腸粘膜の炎症部分を修復**してくれます。

オメガ3系の油は、体内で中性脂肪やＬＤＬコレステロール（俗にいう「悪玉コレステロール」のこと）値を下げるほか、抗炎症効果があるため、ダイエット効果も期待できます。

アメリカのダイエット外来では、このオメガ3系の油を1日に10～20グラムも摂るように指導しているところがあり、効果を上げていると報告されています。

腸の炎症がなくなって、コルチゾールが過剰に分泌されなくなるだけでも、副腎ケアとしては十分価値があるのですが、そのほかにも血糖値を安定させて、炭水化物中毒症を治してくれますし、ダイエット効果も期待できます。

さらに、妊婦さんは腸内フローラ（腸内細菌叢）が崩れやすく、カンジタがどうしても

おすすめの油はオメガ3系、オリーブオイル、ココナッツオイル

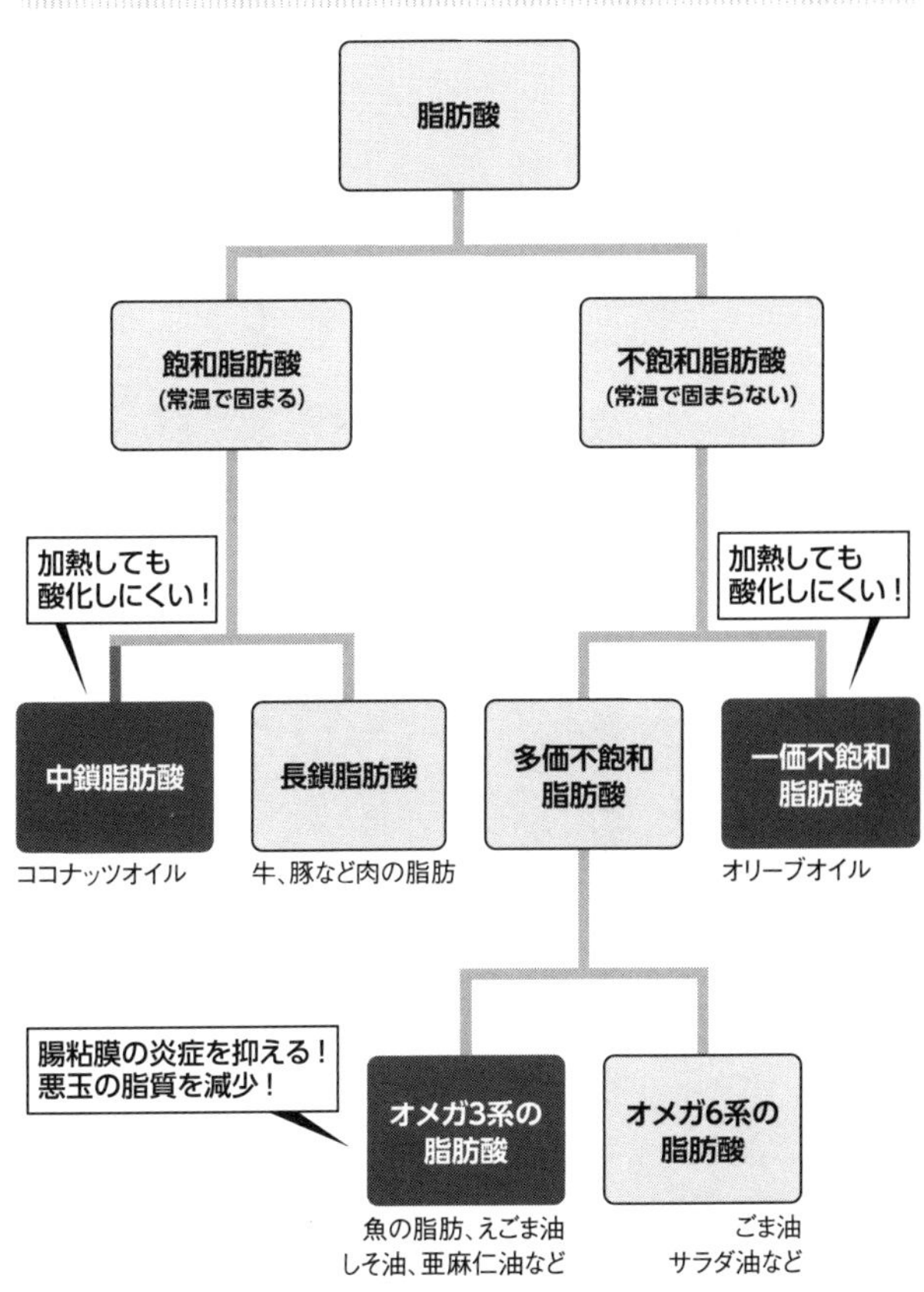

増殖してしまう傾向があるのですが、妊娠中と出産後にこの油を摂ることで、腸が再びきれいになり、お腹の調子が整います。

まさにいいことずくめのオメガ3系の油ですが、実は繊細な油で、**とても酸化しやすく、加熱すると効果が減少してしまいます**ので、注意してください。

使い方としては、ドレッシングに入れたり、野菜ジュースに混ぜたりするのがおすすめです。

炒めものなどの加熱料理には、酸化しにくい不飽和脂肪酸のオリーブオイル、または脂肪として体につきにくい効果で、最近流行している飽和脂肪酸中鎖タイプのココナッツオイルも加熱による酸化には強いので、おすすめしておきます。

マーガリンやサラダ油などの加工油脂は、悪玉のＬＤＬコレステロールを増加させて、あらゆる心臓病のリスクを高めるトランス脂肪酸は、肥満や脂質代謝異常の原因になりやすいので、避けましょう。

副腎ケア習慣 6

乳酸菌は乳製品ではなく、発酵食品から摂ろう！

アレルギーを起こしやすく、腸のトラブルも起こしやすいカゼインを避ける観点から、乳酸菌は乳製品からではなく、発酵食品から摂ることをおすすめします。

そもそも日本人の体は、遺伝的に乳糖を分解しにくい体質なので、それを経験的に知っていた昔の人は、牛がいても牛乳は飲みませんでしたし、乳製品もつくりませんでした。

その一方で、**さまざまな発酵食品を編み出して、植物性乳酸菌をきちんと摂取**してきたのですから脱帽です。

植物性乳酸菌は、醬油や味噌、納豆、甘酒、糠漬けなど、手軽でおいしい調味料や飲料などに豊富に含まれていますので、ぜひ摂ってみてください。

副腎ケア習慣 7 炭水化物は玄米ごはん or 十割そばを少なめに！

副腎疲労の視点から炭水化物についてお話しするときに、まずいえることは、小麦粉を使った食品は避けるということです。くり返しになりますが、小麦のグルテンが、リーキー・ガットをひきおこします。また、白いごはんは急激に血糖値を上げてしまうので、多食はなるべく避けてください。

血糖値を急激に上げないためには、玄米ごはんやそば粉１００％の十割そばが最もおすすめです。しかし、注意が必要なのは、食物繊維が豊富なのでＳＩＢＯなどの腸のトラブルがある場合は、お腹が張ってしまう点です。自分の体調を見ながら、自分に合う摂取量を摂りましょう。

副腎ケア習慣 8

水分補給は1日1・5〜2リットルを目安に!

腸に炎症を起こす毒素を排出するため、そのデトックス効果を高めるためには、1日1・5〜2リットル程度の水分補給が必要です。

最もよいのは、その飲みやすさから、やはり水ということになります。

「水を飲みましょう」

というと、几帳面(きちょうめん)でまじめな人は、どうしても「いい水」探しに没頭してしまいますが、無理をして高価な水を買ってしまい、消費する量が気になって、肝心な水分摂取量が減ってしまっては、本末転倒です。その結果、元気になるどころか、脱水気味になってしまっては、元も子もありません。

「水分を1日1・5リットル以上飲もう!」

という目標を立てて、しっかり補水することは副腎ケアになります。

我が家は浄水器でフィルタリングした水道水を飲んでいます。水道水をそのまま飲むことは、塩素が残留している可能性などがあるので、おすすめしません。

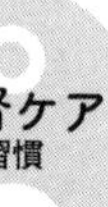

ビタミンB群をよく摂って、副腎をサポートしよう！

ビタミンB群には、B_1、B_2、B_3、B_5、B_6、B_{12}、葉酸、ビオチンなどの種類がありますが、これらはお互いに協力し合って働くことから、ビタミンB群とひとくくりにされています。

副腎疲労の患者さんの多くは、体がビタミンB群不足に陥っています。

副腎は、脳で感じたストレスに対抗するコルチゾールなどのホルモンを生産するときに、このビタミンB群を使うからです。

副腎が疲労してしまうほどのコルチゾールを大量生産したわけですから、当然ビタミンB群はたくさん消費されてしまいますので、どうしても不足気味になるというわけです。

さらに副腎疲労の方には、ビタミンB群を吸収しにくい人が多いので、ビタミンB群が不足になりがちです。毎食少しずつでも、ビタミンB群を豊富に含む食品を意識的にしっかり食べるようにしましょう。

代表的なものを挙げると、ビタミンB_1は玄米や豚肉、ビタミンB_2はレバーやうなぎ、ビタミンB_3は肉と魚全般、ビタミンB_5はレバーや卵（ほかにも、かなり広い食材にまんべんなく含まれる）、ビタミンB_6はにんにくや肉、魚全般、ビタミンB_{12}は貝類や海苔に多く含まれます。

副腎ケア習慣 10 血と骨の元になる葉酸とカルシウムを摂ろう!

葉酸は、造血作用のほか、細胞の入れ替わりが激しい、腸粘膜の細胞を新しくつくるときに必要になりますので、副腎ケアの観点からは大変重要な栄養素です。

カルシウムは、骨と歯の形成に必要不可欠な栄養素ですが、不足すると精神が不安定になり、イライラしやすくなるため、新たなストレス源にぶつかる可能性を高めてしまいますので、やはり副腎にとっては大切な栄養素となります。

葉酸はレバーやうなぎ、緑黄色野菜に多いと書きましたが、カルシウムは、丸ごと食べられる小魚や桜海老などの魚介類、パセリやブロッコリーなどの緑黄色野菜に多く含まれますので、積極的に摂りましょう。

副腎ケア習慣 11

副腎の特効薬はマグネシウム食材！

マグネシウムは、体の中で代謝を助けたり、血管を拡張して血圧を調整するなどの働きをしています。

副腎がホルモンを代謝するときに、必要な酵素の働きを助けて、そのエネルギーを生み出すためにも必要とされるミネラルですので、副腎ケアにとっては、とても大切な栄養素といえます。

主に大豆や納豆、味噌、貝類、海藻などに多く含まれていますが、カルシウムはマグネシウムを排出する作用があるため、カルシウムとのバランスが崩れると、マグネシウム不足に陥る危険性があります。

特に副腎疲労の方は、慢性的にマグネシウムが不足している傾向が強いので、マグネシウムを意識的に摂りましょう。

エプソムソルトという硫酸マグネシウムを入浴剤として使うのもおすすめです。マグネシウムを補うだけでなく、解毒に役立ちます。

敏感肌の人はエプソムソルトで肌がピリピリすることがあるので、少量から試してみましょう。

副腎ケア習慣 12 亜鉛食材を摂って、新陳代謝UP&デトックス！

亜鉛は、腸の炎症を改善したり、免疫を調整する効果があります。

さらに、新陳代謝を活発にして、骨の形成を促進し、外傷の治りも早めてくれます。

亜鉛を豊富に含む食品は、牡蠣（かき）がダントツです。そのほかでは、レバーや卵黄、うなぎなどに含まれています。

副腎ケア習慣 13 お腹空っぽ睡眠を心がけよう！

副腎をケアするためには、夕食をなるべく早めに済ませて、できる限り空腹に近い状態で就寝することが大切です。

その目的は、睡眠中に胃腸に負担をかけず、コルチゾールの分泌を抑えることで、副腎をしっかり休ませることにあります。

副腎疲労の特効薬は、何よりもよく寝ることだからです。

就寝したときに、未消化の食べものが胃腸に詰まっている状態では、眠りに入れたとしても、体はゆっくり休むことができません。

みなさんもご経験があるかと思いますが、パーティーや宴会で、いつも以上にはしゃいでしまい、暴飲暴食してしまった夜は、疲労とお酒の効果で眠りに入りやすいのですが、朝起きても体が疲れていて、つらいことってありますよね。

このようなケースのときは、みなさんが寝ている間も胃腸や肝臓が働きっぱなしの状態ですから、いわば寝ながら重労働をしているようなものなのです。

ぐっすりいい睡眠をとって、副腎をしっかり休ませてあげるためには、**夕食の消化・吸収が終わったあと、空腹に近い状態で寝るのがベスト**です。

副腎ケア習慣 14 1～13の副腎ケア習慣を60％達成で無理なく続けよう！

最後は、くり返しになりますが、100点を目指そうとしないことです。

「完璧主義は、副腎疲労の元である！」

というスローガンを忘れずに、いつでも60点を目標にすることです。

どうやら勤勉過ぎるらしい私たち日本人は、ジェームズ・L・ウィルソン博士のおっしゃっている通り、副腎疲労になりやすい民族かもしれません。

たまにはサムライ魂を休ませて、ゆったりとした生活習慣を送ってみましょう！

第5章

名医がズバリ回答！副腎疲労のお悩みQ&A

休職すると症状から回復するのですが、復職後すぐに悪くなります。どうしたらいいでしょうか？

A

副腎を休ませるだけでなく、ケアもしてあげましょう。

会社を休職して、家で**休養すると副腎は休まりますが、それはあくまで一時的に休ませているだけ**で、副腎ケアをしてないので、副腎疲労の根本的な原因は、何も解決していないのです。

大切なのは、**副腎を休憩させるだけでなく、セルフマネジメントすること**です。あなた自身の手で、生活習慣を見直すことで、**副腎がよろこぶことをしてあげれば、副腎疲労の根本原因が解消**されますので、復職しても体調は悪くなりません。

まずは休職中に、あなたの副腎疲労の原因となっているストレス源を分析することからはじめましょう。

最初に分析してほしいことは、腸の状態です。

腸内に住んでいるカンジタなどの悪い菌が、よろこぶようなものを食べ続けていないでしょうか。グルテンが含まれるパンやパスタ、うどん、ラーメンなどの小麦食品、カゼインが含まれる牛乳やヨーグルト、バター、チーズなどの乳製品を常食していないでしょうか。

副腎疲労ケアは、腸の炎症を消すことが第一の基本ですので、まずは**グルテンフリー、カゼインフリー**の食生活を心がけ、そして**腸の粘膜をきれいにするオメガ3系の油の摂取**からはじめてみることをおすすめします。

肉や玄米がいいそうですが、食べるとお腹がもたれてしまいます。どうしたらいいでしょうか?

A 無理に食べる必要はありません。腸をケアしてから食べましょう。

副腎疲労の視点でいえば、肉や魚などのたんぱく質は、ぜひ毎日摂っていただきたい栄養素ですし、血糖値が上がりにくく、ミネラルやビタミンが豊富な玄米は、炭水化物の中ではおすすめの食材といえます。

しかし、少々消化吸収が難しい食べものですので、注意が必要です。

副腎疲労の患者さんは、**腸の吸収力が悪くなっている方がほとんど**ですので、理想的な食べものといえども、肉や玄米を無理に食べる必要はありません。

たとえ、無理して食べても、腸から吸収できなければ、栄養たっぷりのまま大腸に流れて、腸内の菌を増殖させてしまうだけですので、逆効果になります。

この場合、まず**大切なことは食べやすいものを食べながら、腸の粘膜を整えるケア**をすることです。

たとえば、たんぱく質が豊富でも食べやすい、しらす干しやかつおぶし、豆腐などや、スープなどからはじめてみましょう。

また消化しやすいものを、少しずつ食べれば吸収しやすいので、1回に食べる食事量を減らして、1日3食。もしくは、4食、5食に分けるのもよいでしょう。

このような食事の仕方と腸のマネジメントを同時にすすめていけば、腸の粘膜はきれいに回復して、吸収力を取り戻します。

ただし、炭水化物は常食していると糖分を摂り過ぎる可能性がありますので、注意が必要です。1回に食べる量を少なくしたり、食べる回数を減らすなどの工夫をして、食べ過ぎに注意してください。

足を骨折して手術をしました。その後、体調がすぐれません。手術と副腎疲労に関係はあるでしょうか？

A

手術のときに使った抗生剤が、副腎疲労の原因かもしれません。

実は、手術がきっかけで副腎疲労になってしまう方は、少なくありません。

その原因は、抗生剤です。一般的に、手術後に抗生剤を使います。抗生剤は腸で反応して、いわゆる**善玉菌を殺してしまい、悪玉菌が住みやすい環境をつくり出してしまいます。**

その後にきちんと腸のマネジメントをしないと、悪玉菌が増殖してしまいますので、腸の粘膜は炎症を起こし、大量のコルチゾールが使われてしまいます。

さらにこのような場合は、便秘になりやすくなるので、下剤を処方されることがありますが、**下剤を飲むとミネラル不足**にもおちいります。

ここで、誤解しないでいただきたいのは、**抗生剤そのものは素晴らしい薬であり、必要なものである**ということです。

しかし、その反面、腸の状態を変えてしまうものでもありますので、抗生剤使用後は、悪玉菌の増殖を抑えつつ、善玉菌が増えるような食生活を心がけましょう。

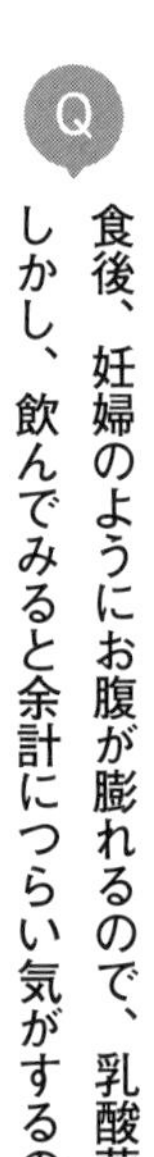

食後、妊婦のようにお腹が膨れるので、乳酸菌のサプリを買いました。しかし、飲んでみると余計につらい気がするのですが？

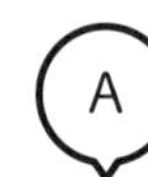

ＳＩＢＯの可能性が高いので、腸のマネジメントをはじめましょう。

食事をしたあとに、胃ではなく腸が膨れてしまう人は、ＳＩＢＯである可能性が高いので、すぐに腸のマネジメントをはじめましょう。

本来、菌が少ないはずの小腸内に、菌が大増殖するのがＳＩＢＯですから、そこに**新しい乳酸菌を入れれば、当然さらなる大増殖**を招いてしまいます。

大切なのは、まず大増殖した菌の中から悪玉菌を減らし、腸の炎症を抑え、粘膜を修復することです。

新しい菌を入れるのは、腸をきれいに整えてからです。世の中には、乳酸菌を売り文句にした食品がたくさんあり、テレビでは四六時中「乳酸菌で腸をキレイにしよう！」というコピーばかりが聞こえてきますが、乳酸菌さえ摂れば、腸の問題はすべて解決すると思い込むのは、完全に誤りです。

これは、食物繊維もしかりです。

積極的に乳酸菌や食物繊維を摂るのは、SIBOのトラブルを解決してからにしましょう。

症状は重いのですが、パスタやヨーグルトを食べても悪くなりません。グルテン、カゼインフリーを続けるべきでしょうか？

A 必ずグルテンフリー、カゼインフリーは続けてください。

重度の副腎疲労の患者さんは、すでに体調が悪いため、グルテンやカゼインによるさらなる悪化に気づかないことがあります。

しかし、重度の副腎疲労の患者さんがグルテンフリー、カゼインフリーを続けることで、副腎疲労が改善して回復してくると、パスタとヨーグルトを食べると、体調不良に気づけるようになります。

重度の副腎疲労の患者さんには、まずは私たちの話を信じていただき、腸のマネジメントの基本であるグルテンフリー、カゼインフリーを続けてみることを、強くおすすめいたします。

第6章

副腎疲労を克服した4人のケース

私たちのクリニックに来院された副腎疲労の患者さんの具体的なケースをいくつか紹介します。ぜひ参考にしてください。

CASE 1

3度目の休職から復職を果たした証券マン

（53歳男性T・Nさん）

過去2回、休職からの復職に失敗したT・Nさんは、ついに相談した上司から、

「神経科に行きなさい」

といわれてしまいました。自分では、うつ病ではないという自信をおもちでしたが、3回目の休職は大企業といえども、実質のレッドカードですし、逆らうわけにもいきません。もし通院しなければ、診断書ももらえず、その休職も認められずにクビになってしまいます。

いくつかの神経科をドクター・ショッピング（患者がいろいろな医療機関をわたり

歩くこと）して、その都度、抗うつ剤と睡眠導入剤を処方されるも、薬はまったく効きません。Ｔ・Ｎさんがますます、自分はうつ病ではないと確信を深めた頃に、最後の神経科の先生から、

「副腎疲労外来を紹介しますので、一度診察を受けてみては？」

と勧められました。そのお医者さんは、私たちが講演したアドレナル・ファティーグ・セミナーにいらっしゃっていた先生だったのです。

初診でお会いしたＴ・Ｎさんは、いわゆる理屈で考えるタイプの人で、ご自身の状況を理路整然と説明されました。経歴や病歴のレポートも、エクセルを使ってきっちりまとめ上げられていて、誤字脱字も一切なし。完璧です。

「この人は、絶対うつ病じゃないな……」

すぐにそう確信しました。

職業は、バリバリの証券マン。会社の定時は9～18時とのことでしたが、遅くとも朝8

時前には出社して仕事をはじめ、退社するのは終電が迫る23時頃という生活サイクルです。予想通り仕事はとてもできる方で、だからこそ会社サイドも3回目の休職となっても、肩たたきせずに、第一線への復帰を願っている様子です。

早速、いくつかの検査を経て、腸のマネジメントに入りました。

食生活の改善を試みながら、検査データと経過を観察してみると、解毒する機能が大変弱いことが判明しました。ちょっとの薬も効き過ぎますし、微量の毒素が入ってもフラフラになってしまいます。

治療中の食事はもちろん、グルテンフリー、カゼインフリーです。

糖質は制限していましたが、天然のビタミンを摂ってもらおうと考えて、フルーツは積極的に食べるように指導しました。食べたものを記録する日記もお願いすることにしました。

とにかくT・Nさんは完璧主義で、医師としては、もちろん腸のマネジメントは100

％やってほしいところですが、その完璧さが裏目に出ないように、「まあ、気楽に60点目指してがんばってください」とお伝えしたのですが、結果は１２０％の達成率です。

運よくT・Nさんの場合は、完璧な実行力がプラスとなりました。

半年後には、完全に副腎疲労を克服し、運動する習慣もとり入れたおかげで、体重が10キロも減り、見違えるようなスリムな男性になってあらわれました。

この間にT・Nさんは、あることに気がつきました。

ある日、久しぶりに外食を楽しんでみると、帰宅後にぐったりしてしまい、頭痛と疲労感で体が動かなくなってしまったそうです。

つまり、家庭料理では使っていない食品添加物や化学調味料など、あまり体によくないものが、自分の体調を悪化させる原因となっていたのでは……と推測されたわけです。果たして、その推測は当たっていました。

外食さえ気を使えば大丈夫と確信したT・Nさんは、お弁当箱を提げて、見事に3回目の休職から確かな復職を果たされました。第一線からは退きましたが、すがすがしい表情で、こうおっしゃいました。

「(出世の)ラインからは外れたけど、やれる仕事をしっかり、ゆっくりやるよ!」

CASE

2 副腎疲労を克服したらすぐに妊娠したOL

(38歳女性A・Sさん)

不妊治療をする人は、特に働く女性に増えています。多くの女性の場合、バリバリ仕事をこなして、おもしろくなってきた頃が、ちょうど妊娠適齢期に重なります。

「そろそろ、結婚しようかな……」と思って、30歳過ぎに結婚して、「子どもは自然に任せよう!」と思っているうちに、35歳を過ぎると、焦りを感じる。

A・Sさんもそんな女性のひとりでした。

人気の旅行代理店に勤めていて、仕事もできる彼女は、不妊治療についての情報を集めるのは、お手のものでした。教科書的には、まずタイミング法が出てきます。排卵日はカレンダーに、丸をつけるところからはじまるわけですが、インターネットには「タイミング法なんて、うまくいかない」というネガティブ情報を見かけ、積極的に不妊治療をしようと決めました。

一般的な不妊治療は、人工のホルモン剤を投与し、排卵をコントロールします。そのため、自らのホルモンバランスとは異なり、副腎にとっては負担になります。

57ページでご紹介した図の通り、そもそもは副腎が土台となり、甲状腺、性ホルモンが適切に機能するのですが、いきなり性ホルモンからアプローチすると、A・Sさんがもっているホルモンのリズムが崩れるので、支える副腎は疲れていきます。

この大変な状況の中で、さらにハードな仕事もこなすわけですから、副腎は悲鳴を上げっぱなしで、「子どもができたら、命を守れない」とあえて体は妊娠しにくくなるようにホルモンが調整されてしまいます。

さらに人工ホルモン剤は自然なホルモンと異なり、肝臓に負担がかかり、解毒機能も負担が増えるので、ますます副腎は「妊娠しにくくして、命を守る」方向に働くようになります。

不妊治療のために、仕事を休まなければならない日もありますので、がんばり屋さんのA・Sさんは、職場にいるときは人一倍がんばっていました。

こうして、さまざまな負荷が副腎を次々と攻めたてるので、高額な治療を受けながらも、結果はいつも失敗となり、精神的にも追い込まれてきた頃に、A・Sさんは来院されました。

この苦しい現状をA・Sさんは、パートナーにすら、相談することができなかったそうです。同じ女性である私には、よくその気持ちがわかるのですが、もしパートナーに相談

して、

「そんなことまでして、子どもはいらない」

といわれたらと考えると、怖くなって伝えられなかったのです。

ひどい疲労感を感じていることも口に出せず、彼女はスイーツとコーヒーで、コルチゾールを絞り出しながら、なんとか耐え忍んできました。さらに人工ホルモン剤を投与すると太りやすいので、カロリーを気にするあまり、栄養素が不足してしまい、彼女の副腎にとっては最悪の状況でした。

そこで、彼女は一度不妊治療を控えて、副腎を見直すことにしました。

グルテンフリー、カゼインフリーをはじめて、腸のマネジメントをおこない、性ホルモン治療の土台である副腎をケアしはじめたのです。

実は母体の腸内フローラ（腸内細菌叢）は、子どもにもそのまま影響します。いい状態で妊娠、出産すれば、子どもの腸内も健康ですが、ＳＩＢＯのような腸内環境のまま妊娠して、出産すると、その子の腸もトラブルを抱えたまま、生まれてしまう可能性が潜んでいます。

このお話をすると、女性のみなさんは真剣に副腎ケアに向き合ってくれます。

こうして治療を続けて、セルフマネジメントで腸と副腎を癒しはじめて、ようやく副腎が元気を取り戻した頃に、それこそポンと音がなりそうなタイミングで、彼女は新しい命を授かったのでした。

CASE

3 たちまち副腎疲労を克服した高校生 （16歳男性U・Oさん）

U・Oさんは、ある中高一貫校に通う優秀な生徒でしたが、副腎疲労になって、学校には半分しか行けなくなってしまい、親御さんとクリニックに来院されました。

その生活ぶりをうかがうと、学校から帰るとすぐに塾に向かい、夕食は塾に配達されるファーストフードで済ませます。帰宅すると、ようやく自由時間で、寝る前の時間を使って、主にゲームをするためにスマートフォンをいじります。

就寝は午前1時で、朝は7時に起きて学校です。朝食は、食べません。

大人と違って、この年頃の子どもたちは、最低8時間寝ないと成長ホルモンがうまく機能しません。生活リズムの改善は、まず睡眠時間の確保からはじめました。腸にも当然トラブルがあり、お母さんにグルテンフリー、カゼインフリーの食事をお願いしました。

本人にも、自分の副腎の状態、それによって体調が崩れていることを理解してもらい、積極的に自分で自分をマネージメントしてもらいました。

すると、睡眠時間の確保と腸のマネジメントで、彼はすぐに回復しました。

大人よりも多感な子どもは、第六感が冴えていますので、体調の変化と治療に対する意

識ができると、自分自身で、

「これをやると、僕の体調は悪くなるんだな……」

と悟るようになります。彼の場合、第一の問題は睡眠不足でしたので、大事な日の前日には、自分から必ず早寝を心がけるようになりました。

子どもは、親がいうことをまるで神様の言葉のように信じてしまいますので、副腎疲労の結果として起きられなかったり、不登校になったときに、

「だらしない子ね……」

なんていわれると、自分を嫌いになってしまうものです。

お子さんが苦しんでいるときのお声掛けには、ぜひ気をつけてあげてください。

CASE

4 更年期障害が重症化する家系に生まれた主婦

（47歳女性Ｅ・Ｍさん）

Ｅ・Ｍさんは体調を崩したときに、すぐお母さんの姿が脳裏に浮かんだそうです。彼女のお母さんは、更年期障害の重症化に苦しんでいたそうで、自分もそうではないかと考えて、うちのクリニックにいらっしゃいました。

実際、更年期障害の重症化は、遺伝的なものがあるといわれています。

更年期の症状としては、生理が不規則になったり、不正出血があったり、めまい、気分の落ち込みのほか、突然赤面して発汗したりする「ホットフラッシュ」も特徴的です。

肩こり、腰痛、筋肉痛など、筋骨格系の症状も少なくありません。

一般的な治療では、人工ホルモン剤を投与して、症状が緩和するのを待つことになるのですが、副腎疲労の人は、人工ホルモン剤で足がむくんだり、さらに気分が落ち込んだりして、副作用を引き起こす人が多いのです。

さきほどの不妊治療のA・Sさんのように、副腎をケアせずに性ホルモンに刺激を与えるやり方では、副腎が大きなダメージを受けてしまいます。

治療の優先順位を守り、副腎からケアしてあげることで、E・Mさんの更年期障害の重症化はホルモンを補充せずに改善していきました。

また、更年期になるとコレステロール値が上がるため、食事で脂質を極端に減らそうとする女性が多いのですが、実は、逆効果です。女性ホルモンをつくり出す源であるコレステロール自体がなくなってしまい、更年期症状の重症化を招くケースがあります。さらに、脂質の摂取量を減らし過ぎている上に、炭水化物を摂り過ぎている更年期の人が多い点も問題といえます。

最近は、コレステロールを下げ過ぎないように警鐘を鳴らす論文も出てきています。

体によいオメガ3系の油などをしっかり摂ってあげながら、さらに副腎ケアをすれば、更年期障害のつらい症状は収まります。

付章 僕の副腎疲労経験からいえること

本間龍介

思えば、僕が副腎疲労になったのは、中学生の頃のことでした。

もちろん当時は、病名も原因もわかりませんから、とにかく朝起きられない、学校にも行けないという状態になりました。

あまりに起きられないので、母親にタバスコを口にたらされて、起こされたこともあります（笑）。ちなみにレモンでは、起きなかったそうです。

本当につらい思いをしたのは、医師になってからです。当たり前のことですが、働きはじめれば、学生のようにはいきません。しかし、ただがんばってもどうしようもないのが、副腎疲労です。やがて、ベッドからまったく体を起こせなくなってしまいました。

僕は結局、休職するしか道がなくなり、いくつもの病院に通いましたが、検査の数値はすべて異常なし。精神科を勧められるようになりました。

すぐにうつ病と診断されましたが、抗うつ剤も睡眠導入剤もまったく効かないどころか、ますます悪化してしまい、ただ家で寝ているだけしかできなくなりました。

妻の良子は、大学病院に勤めていましたが、その頃の僕は彼女にずいぶんネガティブなことばかり、口にしていたと思います。

そんなどん底にいるときに、希望をくれたのがアドレナル・ファティーグ研究の第一人者であるジェームズ・L・ウィルソン博士でした。

良子とともにアメリカに飛んでいくと、ウィルソン博士はやさしく迎えてくれて、

「副腎疲労は、必ず治ります。大丈夫です」

と励ましてくれました。この瞬間、涙がとめどなく流れました。

それから僕の副腎疲労は、目に見えてよくなっていきました。当時の僕にとって、週5～6日、働けるだけで夢のようですが、休日は朝から子どもとラグビーをしたり、ゴルフ

に行ったりできるので、ひょっとすると中学生のとき以来、いまが一番の絶好調です。

治療するうえで大事なことは、副腎疲労は改善している最中には体調が上向くこともあれば、下がることがあり、下がったときにがっかりしない、ということです。副腎をコントロールするコツのようなものです。

僕の場合、ポイントは「食べもの」と「季節」、それに「睡眠時間」です。

すべてを心得てくれている良子がつくる料理をはじめ、家庭で食べるものは大丈夫ですが、外食のときはいまでも注意しています。季節というのは5〜6月で、この時期、僕の体は塩分の吸収がうまくいかなくなるので、いつも塩を持ち歩いて、お茶や水に混ぜて飲んだり、ナッツに振りかけておやつにしたりして、補給しています。

睡眠時間も僕にとっては大切で、たいてい22時までにはベッドに入り、朝6時に起きるようにしています。1日8時間の睡眠は欠かせません。

以上は僕の場合でしたが、あなたの場合も同じとは限らないのが、副腎疲労の難しいところです。

これればかりは、みなさん自身が徐々に実感していく中で、ひとつひとつ、自分のパターンをつかんでいくしかないのです。その蓄積によって、自分の生活スタイルを確立することこそが、「副腎疲労を克服する」ということなのです。

僕は30年近く、副腎疲労と付き合ってきて、ずいぶん苦しめられましたが、そのおかげでいま、みなさんに声を大にして、こういえるようになりました。

「大丈夫。なんとかなりますよ！」

副腎疲労は、大多数の人はグルテンフリー、カゼインフリーにはじまる腸のマネジメントで、治ってしまいます。

僕ほどの重症患者でも、ラグビーボールを追いかけ、毎日笑顔で生きることが楽しくなります。副腎疲労は、断じて心の病ではありません。

あせらず、安心して元気になりましょう。

本書は、２０１５年10月、洋泉社から単行本で刊行された『自分で治す！副腎疲労』を改題し、加筆・修正のうえ文庫化したものです。

一〇〇字書評

切り取り線

購買動機（新聞、雑誌名を記入するか、あるいは○をつけてください）

□	（　　　　　　　　　　）の広告を見て		
□	（　　　　　　　　　　）の書評を見て		
□	知人のすすめで	□	タイトルに惹かれて
□	カバーがよかったから	□	内容が面白そうだから
□	好きな作家だから	□	好きな分野の本だから

●最近、最も感銘を受けた作品名をお書きください

●あなたのお好きな作家名をお書きください

●その他、ご要望がありましたらお書きください

住所	〒				
氏名		職業		年齢	
新刊情報等のパソコンメール配信を 希望する・しない	Eメール	※携帯には配信できません			

あなたにお願い

この本の感想を、編集部までお寄せいただけたらありがたく存じます。今後の企画の参考にさせていただきます。Eメールでも結構です。

いただいた「一〇〇字書評」は、新聞・雑誌等に紹介させていただくことがあります。その場合はお礼として特製図書カードを差し上げます。

前ページの原稿用紙に書評をお書きの上、切り取り、左記までお送り下さい。宛先の住所は不要です。

なお、ご記入いただいたお名前、ご住所等は、書評紹介の事前了解、謝礼のお届けのためだけに利用し、そのほかの目的のために利用することはありません。

〒一〇一ー八七〇一
祥伝社黄金文庫編集長　萩原貞臣
☎〇三（三二六五）二〇八四
ohgon@shodensha.co.jp

祥伝社ホームページの「ブックレビュー」からも、書けるようになりました。
www.shodensha.co.jp/bookreview

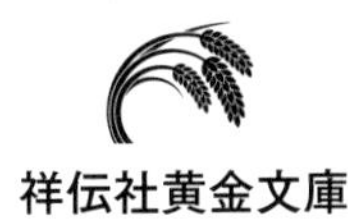

祥伝社黄金文庫

しつこい疲れを引き起こす
副腎疲労は自分で治す！

令和3年9月20日　初版第1刷発行

著　者　本間良子
　　　　本間龍介

発行者　辻　浩明

発行所　祥伝社

〒101－8701
東京都千代田区神田神保町3－3
電話　03（3265）2084（編集部）
電話　03（3265）2081（販売部）
電話　03（3265）3622（業務部）
www.shodensha.co.jp

印刷所　萩原印刷

製本所　ナショナル製本

ISBN978-4-396-31813-0 C0147

祥伝社黄金文庫

本間良子
本間龍介／監修
しつこい疲れは副腎疲労が原因だった
ストレスに勝つホルモンのつくりかた

「副腎」は、ストレスに対応するホルモンを出している大事な臓器。ちょっとした習慣で、ストレスに強い体に！

本間良子
本間龍介
心と脳の不調は副腎ケアで整える
「うつ」「認知症状」「発達障害」に効くホルモンのパワー

心の状態を左右する脳の健康に多大な影響を与えるのが実は副腎。副腎の「ホルモン力」で心と脳を整える！

本間良子
本間龍介
しつこい疲れは食事で解決！
「副腎疲労外来」が教えていること

あなたのその疲れ、副腎疲労のせいかも……。最新医学に基づく15のルールで元気になる！

佐藤青児
肩こりは10秒で治る

揉まない、押さない、引っ張らない。なぜ肩こりは揉んではいけないのか？「佐藤式筋ゆる」の驚くべき効果！

久徳重和
ぜんそくは自分で治せる

日本一、ぜんそくを治してきた医者が教える、自宅でできる生活療法。本気で治したい人のための処方箋。

カワムラタマミ
からだはみんな知っている
はじめてのクラニアルセイクラル・セラピー

10円玉1枚分の軽い「圧」だけで、自然治癒力が動き出す！　本当の自分に戻るためのあたたかなヒント集！